GUÍA DE SUSTANCIAS

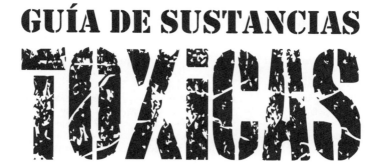

Si este libro le ha interesado y desea que lo mantengamos informado de nuestras publicaciones, escríbanos indicándonos cuáles son los temas de su interés (Autoayuda, Espiritualidad, Qigong, Naturismo, Enigmas, Terapias Energéticas, Psicología práctica, Tradición...) y gustosamente lo complaceremos.

Puede contactar con nosotros en
comunicación@editorialsirio.com

Título original: GUIDES DES TOXIQUES
Traducido del francés por Omid Sokout
Diseño de portada: Editorial Sirio, S.A.
Ilustración de portada: Fotolia.com

© de la edición original
   Editions Chariot D'or

© de la presente edición

EDITORIAL SIRIO, S.A.	EDITORIAL SIRIO	ED. SIRIO ARGENTINA
C/ Rosa de los Vientos, 64	Nirvana Libros S.A. de C.V.	C/ Paracas 59
Pol. Ind. El Viso	Camino a Minas, 501	1275- Capital Federal
29006-Málaga	Bodega nº 8,	Buenos Aires
España	Col. Lomas de Becerra	(Argentina)
	Del.: Alvaro Obregón	
	México D.F., 01280	

www.editorialsirio.com
E-Mail: sirio@editorialsirio.com

I.S.B.N.: 978-84-7808-803-4
Depósito Legal: MA-766-2012

Impreso en Imagraf

Printed in Spain

RACHEL FRÉLY

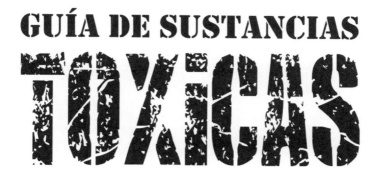

GUÍA DE SUSTANCIAS TÓXICAS

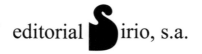

editorial Sirio, s.a.

INTRODUCCIÓN

Entre los dieciocho millones de compuestos tóxicos conocidos por los químicos, más de setenta y dos mil se usan en los países industrializados. Convivimos a diario con productos tóxicos. Están en todas partes: en los jardines y campos (pesticidas), en las casas (productos de higiene y mantenimiento, los elementos de decoración, mobiliario y construcción) los vestidos, materiales plásticos –especialmente en los envases y botellas–, los juguetes, etc.

Aditivos, ftalatos, dioxinas, chips informáticos, bisfenol A, estas y otras muchas sustancias ejercen un impacto más o menos grave sobre la salud y el medio ambiente.

De ahí la importancia de estudiar las etiquetas antes de consumir o utilizar cualquier producto, lo que por desgracia no es siempre suficiente en campos como la alimentación, teniendo en cuenta que los organismos de reglamentación que supuestamente nos protegen (calculando las dosis diarias aceptables de estas toxinas) se basan principalmente en los estudios facilitados por los gigantes de la industria agroalimentaria.

La demanda de productos sanos y de calidad está en alza, ya que la población cada vez se preocupa más por la presencia de pesticidas en las frutas y verduras, o de contaminantes como los metales pesados en la carne y el pescado. Estas inquietudes tienen fundamento. Solo en la alimentación, las cifras hablan por sí solas. "Hay más de ochenta sustancias químicas diferentes, de las cuales treinta y seis son pesticidas, cuarenta y siete pueden ocasionar cáncer, y treinta y siete pueden actuar como elementos dañinos para el sistema endocrino": estos son los resultados de una investigación sobre las innumerables sustancias químicas que se encuentran en la alimentación diaria de los niños. Basándose en los menús tipo de las cuatro comidas del día, concebidos según las recomendaciones de los especialistas en nutrición del Ministerio de Salud para niños de unos diez años, la asociación Generaciones Futuras adquirió en 2010, en los supermercados, los elementos que componen esos menús tipo y analizó el contenido de sus contaminantes químicos. El resultado fue desolador.

Hoy en día pagamos un precio muy alto por la vida agitada que llevamos, sometida, no solo a un estrés permanente, sino también a la contaminación industrial, al consumo de alimentos que no siempre benefician nuestra salud y al uso de productos químicos, pinturas o colas nocivas, abonos, insecticidas, herbicidas y otros contaminantes, sin olvidar los métodos de cultivo industrial y las manipulaciones genéticas. El deseo de encontrar alimentos preparados no siempre permite obtener productos naturales.

De ahí que no resulte sorprendente que cada vez se registren más alergias (eccemas, urticarias) y enfermedades respiratorias (asmas, rinitis crónicas). Sin olvidar que hoy en día uno de cada dos hombres y una de cada tres mujeres europeos están afectados o se verán afectados por el cáncer en algún momento de sus vidas. Son muchos los estudios que muestran la importancia de la alimentación y el papel fundamental que desarrolla en esta enfermedad debido a la degradación del medio ambiente (contaminantes químicos, etc.).

Así pues, para alimentarnos y vivir sin angustias excesivas, no hay que mirar a otro lado, sino informarse y aprender a interpretar bien las etiquetas. Y cambiar de proveedores. Esta guía te ayudará a mejorar tus hábitos, a percatarte de la presencia de sustancias tóxicas y a reemplazarlas en lo posible de forma ecológica y natural. Volvamos a la simplicidad y a lo auténtico.

Capítulo 1

Las sustancias tóxicas en la alimentación

Las primeras sustancias que debemos tener en cuenta son los aditivos. Se trata de elementos que se añaden en pequeñas cantidades durante la preparación de los alimentos, con un objetivo preciso, de índole tecnológica o nutricional, y para mejorar sus propiedades y características. Pueden ser naturales (como el rojo remolacha o E162, colorante rojo extraído de la remolacha), o sintéticos (como la eritrosina o E127, un colorante rojo sintético). Los aditivos alimentarios son muy numerosos: conservantes, antioxidantes (para prevenir o retrasar la oxidación de los alimentos y, de esa forma, aumentar la duración de conservación), colorantes (para introducir, modificar o reforzar un color), emulsifionantes (para facilitar las mezclas entre materias grasas y acuosas), potenciadores del sabor (para intensificarlo) y muchos más. Todos ellos presentan alguna toxicidad de mayor o menor gravedad para la salud y el medio ambiente. Lo mismo ocurre con los correctores de acidez (para aumentar o disminuir el nivel de acidez), los agentes de recubrimiento (para dar un aspecto brillante y formar una cubierta protectora) o los agentes de textura (gelificantes, estabilizantes, espesantes, etc.), empleados comúnmente en la industria agroalimentaria. Con el paso de los años se han ido cuestionando estas sustancias, debido, principalmente, a fenómenos alérgicos tales como reacciones cutáneas, asma, y otros parecidos.

Antes de 1988 existía una normativa comunitaria en materia de aditivos alimentarios, en la que se confeccionaban listas de aditivos cuyas condiciones de empleo eran determinadas libremente por los estados miembros. Afortunadamente, hoy existen directrices europeas (relativas a los colorantes y edulcorantes) que, entre otras cosas, fijan dosis máximas y exigen menciones particulares de etiquetado.

¿A qué corresponden los aditivos alimentarios, potenciadores de sabor, aromas y compuestos químicos? ¿Dónde se encuentran? ¿Qué efectos secundarios pueden ocasionar a nuestra salud? ¿Cómo podemos descifrar las etiquetas para saber lo que comemos de verdad? Y lo más importante, ¿cómo se pueden reemplazar? Vamos a hacer un recorrido por las principales sustancias, clasificadas de la A a la Z (la lista no es exhaustiva).

¿QUÉ SIGNIFICA LA LETRA E?

La letra E seguida de un número de tres o cuatro cifras es el código de un aditivo alimentario. Este código indica que se ha autorizado de acuerdo con el procedimiento de evaluación impuesto por la Comisión Europea. Ejemplos:

- Los colorantes: E100 a E199.
- Los conservantes: E200 a E299.
- Los antioxidantes (emulsionantes, estabilizantes, espesantes y gelificantes): E300 a E321.
- Los agentes de textura: E322 a E495.
- Los potenciadores del sabor: E620 a E640.

El Acetato de amilo ($C_7H_{14}O_2$)

¿Qué es?

El acetato de amilo es un éster del ácido acético (o ácido etanoico) y de uno de los isómeros del pentanol (o alcohol amílico).

¿Dónde se encuentra?

Se utiliza como potenciador del sabor en la industria alimentaria para darles sabor a plátano a algunos pasteles, licores y dulces. Se emplea también como aroma artificial de plátano en algunos caramelos.

Efectos sobre la salud. Síntomas principales

Somnolencia, mareos, enrojecimiento, dolor de garganta, náuseas, irritación de nariz y ojos. En las fuentes documentales consultadas no se ha encontrado ningún dato sobre posibles efectos cancerígenos.

La alternativa

Se pueden fabricar caramelos de plátano de forma natural.

Receta casera: se pelan tres plátanos bien maduros. Se añade el zumo de un limón orgánico y tres cucharadas soperas de azúcar moreno en polvo. Se mezcla todo y se bate. Aparte, se diluye una cucharada sopera de agar-agar en agua de manantial caliente. Se añade una bolsita de azúcar vainillado y se calienta a fuego lento durante un minuto. A continuación se une la mezcla a la primera preparación. Se echa en pequeños moldes y se deja en reposo durante tres horas antes de quitarla del molde.

13

EL ACETATO DE BUTILO ($C_6H_{12}O_2$)

¿Qué es?

El acetato de butilo se utiliza como aditivo alimentario. Es un líquido incoloro de olor afrutado. Se emplea como potenciador del sabor.

¿Dónde se encuentra?

Se puede hallar en algunos quesos, dulces y helados. También en caramelos con sabor a plátano.

Efectos sobre la salud

Su consumo en grandes dosis puede ocasionar náuseas, vómitos, cefaleas, mareos, enrojecimiento, somnolencia, irritación de los ojos y las vías respiratorias superiores y otros síntomas relacionados.

Precauciones

Se debe consumir con moderación. No hay que comprar cualquier tipo de dulce o helado. Mejor leer bien las etiquetas.

ACETATO ISOBUTIRATO DE SACAROSA (E444)

¿Qué es?

Es un emulsionante y estabilizante de síntesis. Se presenta en forma de líquido claro de color pajizo y no tiene casi olor.

¿Dónde se encuentra?

En las bebidas aromatizadas sin alcohol, en las espirituosas aromatizadas y en las energéticas.

Efectos sobre la salud

Su consumo está permitido bajo ciertas condiciones. En grandes dosis puede convertirse en factor de obesidad y modificar los comportamientos alimentarios.

La alternativa

Aromas naturales.

ACETATO BENZOICO (E210)

¿Qué es?

Es un conservante químico.

¿Dónde se encuentra?

En las confituras, mermeladas y helados poco azucarados, cervezas sin alcohol, bebidas aromatizadas, frutas confitadas, semiconservas de pescado, chicles, mostaza y alimentos para untar a base de fruta.

Efectos sobre la salud

Es un alérgeno conocido por provocar crisis de urticaria y asma. Se cree que causa trastornos en el desarrollo de los niños.

Otros síntomas señalados

Problemas digestivos, insomnio, trastornos de comportamiento, problemas neurológicos.

Existen estudios en curso para comprobar si este aditivo tiene efectos secundarios nefastos sobre los órganos reproductores.

Precauciones

Lee bien las etiquetas y evita, en la medida de lo posible, los productos que contengan este conservante químico. Evita también estos tres conservantes químicos derivados del E210:

15

- E211 (benzoato de sodio).
- E212 (benzoato de potasio).
- E213 (benzoato de calcio), cuyos efectos son similares.

ÁCIDO GUANÍLICO (E626)

¿Qué es?

Conocido también como guanosina monofosfato, se trata de un potenciador del sabor.

¿Dónde se encuentra?

Su consumo está permitido bajo ciertas condiciones. Se puede encontrar en las carnes, bebidas, salsas y sopas. Sirve, entre otras cosas, para reemplazar la sal en ciertos productos.

Efectos sobre la salud

Puede ocasionar reacciones alérgicas cutáneas. Al igual que la mayoría de los potenciadores del sabor, es posible que cause daños en las neuronas. Si se consume en grandes cantidades, puede generar crisis de gota.

Precauciones

Deben evitar su consumo los niños, así como las mujeres que estén embarazadas o pretendan estarlo.

ALGINATO DE SODIO (E401)

¿Qué es?

Es un aditivo alimentario de origen natural (extraído de ciertas algas). Se utiliza como emulsionante, gelificante, espesante y agente de recubrimiento. Se presenta en polvo.

¿Dónde se encuentra?

En ciertos productos de charcutería, bebidas (para mejorar su textura), helados, cremas, postres y pasteles. También actúa como "supresor del apetito" en algunos productos hipocalóricos.

Efectos sobre la salud

Puede tener efectos laxantes si se consume en grandes dosis.

Precauciones

Es inofensivo si se consume moderadamente.

ANHÍDRIDO CARBÓNICO (CO_2)

¿Qué es?

El anhídrido carbónico, más conocido como gas carbónico o dióxido de carbono, es un compuesto químico.

¿Dónde se encuentra?

Se utiliza como efervescente en las bebidas gaseosas. Puede provenir directamente de una fuente mineral, obtenerse por fermentación o añadirse artificialmente.

Efectos sobre la salud

En algunos casos puede provocar una dilatación de estómago.

La alternativa

Fabrica una limonada natural.

Receta casera: deja macerar durante veinticuatro horas 300 gramos de azúcar moreno de caña en dos litros de agua mineral gasificada. Exprime el zumo de dos limones orgánicos y añádelo a la mezcla con tres hojas frescas de menta. Fíltralo, deposítalo en una botella de vidrio y ciérrala herméticamente. Esta limonada puede conservarse en la nevera durante varios días.

Anhídrido sulfuroso (E220)

¿Qué es?

El anhídrido sulfuroso, conocido también como dióxido de azufre, es un conservante de origen sintético.

¿Dónde se encuentra?

En las ciruelas, los frutos secos, las carnes y los congelados que se venden en las charcuterías. Se utiliza también en las cervezas, las bebidas fermentadas y el vino (especialmente el vino blanco).

Efectos sobre la salud

Puede provocar reacciones alérgicas (lagrimeo, flujo nasal, dolores de cabeza) o crisis de asma en los casos más sensibles.

Otros síntomas relevantes

Irritaciones gástricas y náuseas, que pueden destruir la vitamina B_1 y disminuir el calcio.

Las alternativas

Prioriza los vinos blancos y las cervezas orgánicos. Evita las ciruelas tratadas con anhídrido sulfuroso y elige las que no estén tratadas y que a la vez se hayan secado correctamente (existen incluso ciruelas orgánicas sin hueso, muy prácticas para pasteles y tartas).

Aspartamo (E951)

¿Qué es?

Es un sustituto del azúcar y un edulcorante a la vez potente y débil en calorías. Es doscientas veces más edulcorante que el azúcar, lo que explica su utilidad en los regímenes hipocalóricos.

El aspartamo también refuerza algunos aromas, especialmente los frutales.

¿Dónde se encuentra?

En forma de polvo blanco o granulado, sustituye al azúcar. Se halla en más de mil productos: bebidas, caramelos, sodas, postres, chicles, postres y otros productos lácteos, mermeladas, y productos farmacéuticos. También está muy presente en las bebidas y los alimentos *light*.

Efectos sobre la salud. Síntomas principales.

Trastornos digestivos, diarreas, fatiga, dolores de cabeza, insomnio, pérdidas de memoria, dolores articulares, aumento de peso, gases, pérdida de concentración y reacciones cutáneas.

La toxicidad del aspartamo ha sido comprobada en muchos estudios independientes e internacionales.

A comienzos de 2011, la Red de Medio Ambiente Salud (RES) puso su atención en dos estudios —publicados en 2010— sobre edulcorantes químicos (especialmente el aspartamo). A este respecto, el doctor de la RES Laurent Chevallier, en una audiencia pública del Parlamento Europeo, consideró "extremadamente sorprendente la actitud de los organismos del ámbito científico. Reconocen implícitamente que hay dudas sobre la inocuidad del aspartamo. Estas dudas deberían utilizarse para beneficiar a la población y no a la industria".

Sin embargo hay voces discrepantes: "El aspartamo no presenta ningún riesgo para la salud, al contrario de lo que sostienen dos estudios", según afirmó la Autoridad Europea de Seguridad Alimentaria, en un comunicado a comienzos de 2011 cuyos expertos consideraron no demostrables los resultados obtenidos sobre el potencial cancerígeno del aspartamo y el creciente riesgo de partos prematuros que ocasionaría su consumo. Pero en mayo de 2011, la Comisión Europea invitó a la EFSA a adelantar la reevaluación de la seguridad de esta sustancia (debería finalizar en 2020). Hay trabajos científicos suplementarios en curso (con el fin de evaluar de forma especial los riesgos de los edulcorantes intensos y la posible necesidad de elaborar recomendaciones para los grupos de población más vulnerables, entre los que se encuentran las mujeres embarazadas". Habrá que seguir el tema de cerca.

La alternativa

Es preferible mantener la prudencia y evitar su consumo en la medida de lo posible.

Opta por la stevia (*Stevia rebaudiana*), natural de las regiones tropicales de Sudamérica, que deja una sensación dulce de mayor duración que la sacarosa. Su fuerte poder edulcorante (hasta trescientas veces superior a la sacarosa) es interesante como alternativa al azúcar.

BHA o butilhidroxianisol (E320)

¿Qué es?

Es un antioxidante de síntesis, conocido también como hidroxianisol butilado.

¿Dónde se encuentra?

En las galletas saladas, los productos de charcutería, las salsas, las carnes deshidratadas, los complementos alimenticios, los caldos y las sopas deshidratadas, las mezclas preparadas para pastelería, los condimentos, los productos de chocolatería y los chicles, etc.

Efectos sobre la salud. Síntomas principales

Urticaria, asma, insomnio, confusión. Podría elevar el nivel de colesterol y el síndrome de hiperactividad infantil. Está clasificado dentro del grupo de productos "probablemente cancerígenos" por el Centro Internacional de Investigación del Cáncer.

La alternativa

Compra purés o sopas orgánicas, o fabrícalos tú mismo.

BHT O BUTILHIDROXITOLUENO (E321)

¿Qué es?

Es un antioxidante de síntesis, también conocido como hidroxitolueno butilado.

¿Dónde se encuentra?

En los productos de charcutería, carnes deshidratadas, frutas con cáscara procesadas, leche en polvo para distribuidores automáticos, copos de patata deshidratados, chicles, materias grasas, complementos alimenticios, salsas, etc.

Efectos sobre la salud. Síntomas principales

Principalmente reacciones cutáneas. Puede elevar el nivel de colesterol. Existen dudas sobre el carácter cancerígeno de este aditivo.

Precauciones

Evítalo, ya que puede ocasionar alergias.

CITRATO TRIAMÓNICO (E380)

¿Qué es?

Acidulante y emulsionante de origen sintético.

¿Dónde se encuentra?

Principalmente en los quesos para untar.

Efectos sobre la salud

En grandes dosis puede aumentar la acidez gástrica y provocar trastornos graves en el estómago.

La alternativa

Opta por la crema de gruyer orgánica, que es fácil de untar.

DIACETIL ($C_4H_6O_2$)

¿Qué es?

Se trata de un aroma alimentario artificial. Muy pocas veces se puede ver en las etiquetas ya que se muestra habitualmente bajo la denominación de "aroma artificial" o "aroma artificial de mantequilla".

¿Dónde se encuentra?

En la margarina, la mantequilla, la crema fresca, los productos lácteos, los vinos y cervezas con baja concentración de alcohol, algunos productos congelados, las salsas, los escabeches, los aperitivos y los dulces. También en los aerosoles que se utilizan para engrasar sartenes y placas (crepes).

Efectos sobre la salud

Se lo relaciona con complicaciones pulmonares (bronquiolitis obliterante) en personas expuestas al diacetil en la industria alimentaria.

Precauciones

Hay que evitar su consumo.

DIMETILPOLISILOXANO (E900)

¿Qué es?

Es un soporte para agentes de recubrimiento, emulsionante y antiespumante de origen sintético.

¿Dónde se encuentra?

En las mermeladas, las sopas y los caldos, las materias grasas y los aceites para freír, las bebidas aromatizadas sin alcohol, los chicles, los dulces, los zumos de frutas, las conservas de frutas y las verduras.

Efectos sobre la salud

Es alergénico. Puede liberar cantidades de formaldehído cancerígeno.

Precauciones

Evítalo, ya que además puede ocasionar alergias.

ERITROSINA (E127)

¿Qué es?

Colorante rojo de origen sintético.

¿Dónde se encuentra?

En las frutas confitadas (principalmente en las cerezas confitadas), las frutas en conserva, las caramelos y los licores. Se utiliza también para teñir de rojo algunas salchichas.

Efectos sobre la salud. Síntomas principales

Asma, urticaria, problemas de tiroides, insomnio, etc. Es muy alergénico y puede agravar el síndrome de hiperactividad. También puede provocar trastornos neurofisiológicos. Hay estudios que demuestran que puede aumentar el número de tumores de tiroides en los ratones.

Está prohibido en algunos países europeos.

La alternativa

Teñir de rojo con remolacha.

ETIL MALTOL (E637)

¿Qué es?

Es un compuesto artificial, derivado etílico del maltol. Está considerado como un potenciador del sabor.

¿Dónde se encuentra?

Se emplea como potenciador del aroma en algunos productos. Desprende un olor edulcorante parecido al del caramelo, el bombón y las frutas cocidas. También da un sabor a fresa a algunos caramelos.

Efectos sobre la salud

Puede ocasionar la destrucción de los glóbulos rojos.

Las alternativas

Compra caramelos naturales (los hay incluso orgánicos) o piruletas de miel.

EDTA O ETILENODIAMINO TETRACETATO CÁLCICO DISÓDICO (E385)

¿Qué es?

Es un antioxidante de síntesis, también denominado acetato de calcio y disodio EDTA.

¿Dónde se encuentra?

En los crustáceos y pescados en conserva, los champiñones y las alcachofas en conserva, las salsas emulsionadas, etc.

Efectos sobre la salud

Se considera peligroso para los niños pequeños.

Síntomas principales: vómitos, calambres abdominales, diarreas, trastornos del sistema de coagulación de la sangre.

Precauciones

Hay que evitar su consumo.

Harina de granos de algarroba (E410)

¿Qué es?

Es un gelificante y espesante de origen natural (se obtiene de la semilla del algarrobo).

¿Dónde se encuentra?

En la mayor parte de los alimentos (incluso en los orgánicos certificados).

Efectos sobre la salud

Si se emplea en grandes cantidades, puede ocasionar efectos laxantes y provocar reacciones cutáneas y alergias respiratorias.

Precauciones

Las personas alérgicas deben tener cuidado al consumirlo.

Glutamato monosódico (E621)

¿Qué es?

Es un potenciador del sabor de origen sintético, también conocido como glutamato de sodio.

¿Dónde se encuentra?

En algunas carnes y otros alimentos con el fin de que adquieran un sabor salado (contiene tres veces menos sodio que la sal clásica). Se encuentra en patatas, sopas envasadas en bolsa, productos para régimen, etc.

Efectos sobre la salud

Fomenta las crisis de asma. Su consumo en altas dosis provoca una ingesta excesiva de alimentos. Hay que evitar su uso, ya que es fundamentalmente neurotóxico.

La alternativa

A ser posible, compra las carnes en carnicerías y no en las grandes superficies.

GLICIRRICINA (E958)

¿Qué es?

El ácido glicirricínico (o glicirricina) se presenta en estado natural en el regaliz (*Glucyrrhiza glabra*), mientras que sus sales de amonio se fabrican a partir de extractos acuosos de regaliz. Actúa como edulcorante. Su fuerza edulcorante es entre treinta y cincuenta veces superior a la sacarosa.

¿Dónde se encuentra?

En algunas sodas y anises sin alcohol, tés de hierbas, chicles y bebidas con sabor a regaliz.

Efectos sobre la salud

Su consumo en grandes dosis puede ocasionar alteraciones en el ritmo cardíaco y, sobre todo, agravar la hipertensión arterial.

Otros síntomas destacados

Dolores de cabeza, retención de agua y sodio.

En Francia, la ley 2004/77/CE obliga indicar en los envases la presencia de ácido glicirricínico o de sus sales de amonio, salvo en los casos en que ya se haya mencionado en la lista de ingredientes.

Precauciones

Se debe consumir con moderación.

El regaliz se desaconseja en casos de cirrosis, insuficiencia renal grave y hepatitis. No se debe usar durante el embarazo, ya que un exceso de glicirricina puede ocasionar un parto prematuro. Los anticonceptivos orales pueden elevar los efectos de la glicirricina.

SORBATO DE POTASIO (E202)

¿Qué es?

Es un conservante químico derivado del ácido sórbico (E200).

¿Dónde se encuentra?

En algunos yogures de fruta, bebidas y salsas.

Efectos sobre la salud. Síntomas principales

Asma, rinitis, urticaria, trastornos digestivos.

La alternativa

Escoge yogures orgánicos. Puedes prepararlos tú mismo con una yogurtera eléctrica y añadirle aromas naturales o frutas frescas.

Tartracina (E102)

¿Qué es?

Es un colorante amarillo de origen sintético.

¿Dónde se encuentra?

En la corteza del queso, en los dulces, los helados, los pasteles y los productos de charcutería.

Efectos sobre la salud

Ocasiona alergias, asma, rinitis y urticaria.

Otros síntomas destacados

Problemas cutáneos y de la vista e insomnio. Podría agravar el síndrome de hiperactividad. Puede ser cancerígeno.

Precauciones

Hay que evitar su consumo. De hecho, muchos países europeos ya lo han prohibido.

28

Capítulo 2

Sustancias tóxicas en el hogar: en los materiales de construcción, mobiliario y decoración

El aire interior de las viviendas puede estar entre diez y cien veces más contaminado que el exterior. En los últimos años se han desarrollado muchos contaminantes, ya que los hogares están cada vez más calientes y mejor aislados. Estos contaminantes liberan sustancias químicas en el aire que se ocultan durante muchos meses e incluso años. Se encuentran principalmente en materiales de aislamiento, tableros de partículas, pinturas, barnices, maderas tratadas, contrachapados, corcho reconstituido, revestimientos de suelo y pared (papel pintado, moqueta, etc.), colas acrílicas y vinílicas, y otros; también en el poliestireno (que sirve, entre otras cosas, para embalar los aparatos frágiles), el poliuretano (base para la fabricación de colas y asientos, para hacer falsas vigas y para la composición de lacas, pinturas, barniz, etc.), el policloruro de vinilo (PVC) y el polietileno (que compone la mitad de los envases plásticos, entre ellos los de uso alimentario), sin olvidar el amianto, el plomo y el mercurio.

La toxicidad de estos contaminantes depende de la dosis y duración de la exposición. Muchos de estos productos pertenecen a la gran familia de los compuestos orgánicos volátiles.

Vamos a hacer un recorrido por las principales sustancias, clasificadas de la A a la Z.

ACETATO DE AMILO ($C_7H_{14}O_2$)

¿Qué es?

El acetato de amilo es un éster del ácido acético (o ácido etanoico) y de uno de los isómeros del pentanol (o alcohol amílico).

¿Dónde se encuentra?

Se utiliza como disolvente para el barniz, las lacas, las pinturas y el cemento. También se encuentra en algunas lámparas fluorescentes.

Efectos sobre la salud. Síntomas principales

Somnolencia, mareos, enrojecimiento, dolor de garganta, náuseas, irritación de la nariz y los ojos. No se ha encontrado ningún dato sobre posibles efectos cancerígenos en las fuentes documentales consultadas.

La alternativa

Utiliza lacas, barniz y pinturas orgánicos.

BENCENO ($C_7H_1 4O_2$)

¿Qué es?

Es un hidrocarburo, también denominado nafta de carbón, benzol, aceite de carbono o hidruro de fenilo, etc. Se trata de una sustancia líquida, incolora y olorosa. Según la clasificación de contaminantes establecida por el Observatorio de Calidad del Aire Interior, es uno de los siete productos considerados "altamente contaminantes".

¿Dónde se encuentra?

El benceno se utiliza como diluyente y disolvente en las pinturas (con pincel y por proyección), en la fabricación de materiales plásticos y productos de limpieza.

Efectos sobre la salud. Síntomas principales

Vértigos, temblores, dolores de cabeza, náuseas, palidez, insomnio, calambres, problemas de visión, somnolencia, aceleración del ritmo cardíaco y estados de sobreexcitación que pueden llevar hasta la pérdida del conocimiento.

El benceno también ocasiona irritaciones en la piel y las mucosas, al tiempo que puede dañar las células sanguíneas.

Su uso está regulado rigurosamente, ya que se trata de una sustancia tóxica e inflamable. En la mayoría de los países está prohibida la venta de disolventes que contengan más de un 0,1% de benceno.

La alternativa

Recurre a productos de limpieza y pinturas orgánicos o naturales. Las pinturas están compuestas de materias naturales, minerales u orgánicas. Los aglomerantes químicos se pueden sustituir por aceites vegetales, cera o resina. Y los pigmentos pueden ser de origen vegetal o mineral. El inconveniente de estas pinturas es que son más caras y difíciles de aplicar, tardan más en secarse, pero son menos nocivas para la salud. Las etiquetas NF Environnement (etiqueta francesa) y Ecolabel (etiqueta europea) son de máxima confianza y garantizan pinturas de calidad.

El Ecolabel europeo

Es una etiqueta ecológica oficial válida en todos los países miembros de la Unión Europea. Esta etiqueta se basa en el principio de "enfoque global" que "toma en consideración el ciclo de vida del producto a partir de la extracción de materias primas, la fabricación, la distribución y el uso, hasta su reciclaje o eliminación una vez utilizado". Se tienen en cuenta diferentes criterios ecológicos, entre los que destaca el contenido de sustancias tóxicas. El Ecolabel también abarca obligaciones en el empleo de los productos por parte de los consumidores.

ÉTERES DE GLICOL ($R-O-CH_2-CH_2-OH$ PARA LOS DERIVADOS DEL ETILENGLICOL)

¿Qué es?

Los éteres de glicol están repartidos en dos familias diferentes: los derivados del etilenglicol y los derivados del propilenglicol. Son líquidos incoloros, poco volátiles e inflamables.

¿Dónde se encuentran?

En las pinturas, los barnices, las colas y otros productos similares.

Efectos sobre la salud

Los éteres de glicol se absorben por vía respiratoria (son vapores), así como cutánea (vía que se ve favorecida por su dilución en agua y disolventes) y digestiva (ingesta accidental). Pueden reducir la fertilidad y algunas de ellas podrían ser cancerígenas. El Instituto Nacional de Investigación y Seguridad francés las está estudiando.

La alternativa

Escoge pinturas y barniz orgánicos.

FORMALDEHÍDO (CH$_2$O)

¿Qué es?

Se trata de un compuesto orgánico de la familia de los aldehídos, formado por carbono, hidrógeno y oxígeno, que también se conoce como metanal, aldehído fórmico o formol. Es un gas sin color, inflamable y de fuerte olor (picante e irritante). Según la clasificación de contaminantes establecida por el Observatorio de Calidad del Aire Interior, se encuentra entre los siete productos considerados como "altamente contaminantes".

¿Dónde se encuentra?

En las colas y resinas de urea-formol o fenol-formol que se utilizan principalmente en los paneles de madera aglomerada.

También lo hallamos en la composición de aglomerados de lana de vidrio y de roca. Las lanas minerales se obtienen con la fusión de vidrio reciclado y arena sílica (lanas de vidrio), y la fusión de rocas minerales (lanas de roca). Las fibras obtenidas por soplado y extrusión se encolan después pulverizando resinas de urea-formol o fenol-formol, cuya proporción puede alcanzar el 10%.

Además se encuentran en los barnices, pinturas o colas, —principalmente para su uso en los parquéts laminados, moquetas o papel pintado—, en la espuma aislante de urea-formol a la que se añade un agente para inflarla, así como aditivos destinados a hacerla ignífuga —su uso está regulado en Francia desde 1998 debido su emisión de formaldehído— y en las cortinas, sillones, cubrecamas y tejidos de mobiliario que tienen una gran capacidad para absorber formaldehído.

Efectos sobre la salud. Síntomas principales

Irritación en los ojos, picores, enrojecimiento, tos, efectos irritantes en las vías respiratorias, dolores de cabeza, náuseas, vértigo, sequedad bucal, fatiga, respiración silbante, etc. En la mayoría de los estudios, estos síntomas se encuentran a partir de concentraciones de 0,2 a 0,3 ppm (1 ppm = 1mg/kg). Hay que tener en cuenta que exponerse al formaldehído acarrea una toxicidad local. Las exposiciones agudas y crónicas ocasionan efectos irritantes en los ojos y las vías aéreas. En 2004, el Centro Internacional de Investigación del Cáncer situó el formaldehído en la categoría de sustancias comprobadas como cancerígenas para el hombre. Con anterioridad, estaba catalogado como sustancia "probablemente cancerígena".

Precauciones
No es fácil evitarlo. Estate alerta.

PENTACLOROFENOL (C_6HOCL_5)

¿Qué es?
El pentaclorofenol (PCF) es una molécula que se presenta en polvo o en cristales blancos, prácticamente no soluble en el agua, pero soluble en muchos disolventes.

¿Dónde se encuentra?
Se utiliza como fungicida para el tratamiento y protección de la madera. Está presente en la composición de algunos revestimientos y pinturas.

Efectos sobre la salud
El pentaclorofenol es muy tóxico y puede ser absorbido por el organismo por inhalación, a través de la piel y por ingestión. Los aerosoles son irritantes para la nariz, los ojos y la garganta en concentraciones atmosféricas superiores a 1 mg/m^3. Las soluciones tienen una acción irritante sobre la piel a partir del 10% en casos de exposición breve y aislada, y en casos de contactos

repetidos a partir del 1% pueden provocar quemaduras graves. Se han detectado numerosas intoxicaciones graves (mortales en algunos casos).

Otros síntomas destacados

Náuseas, vómitos, dolores de cabeza, hipertermia, taquicardia, irritación de la piel y de las mucosas, pérdida de peso, ataques de hepatitis, etc. En el sistema cardiovascular podrían provocar insuficiencia cardíaca y otros problemas.

Las exposiciones prolongadas y repetidas al pentaclorofenol pueden ocasionar daños en el sistema nervioso central, los riñones, los pulmones, el hígado, el sistema inmunitario y la tiroides. Está clasificado como producto cancerígeno de categoría 3.

Su uso está regulado. En Francia, un decreto del 7 de julio de 1994 prohíbe poner en el mercado productos que contengan más de un 0,1% de pentaclorofenol. Existen excepciones, principalmente para la impregnación de textiles y fibras que no están destinados al mobiliario y a la confección, para el tratamiento de las construcciones de interés histórico y cultural (las autorizaciones se otorgan caso por caso) y para la preservación de la madera destinada a ciertos usos (nunca la que se utiliza para la fabricación de muebles o envases alimentarios).

La alternativa

Es necesario proteger la madera, sobre todo si se trata de armazones o suelos hechos con madera sensible a los perforadores, que se haya secado muy rápido, o se haya cortado muy jóven o en plena subida de savia.

Existen productos naturales para el tratamiento de la madera (aceite de lino y sal de boro para proteger la madera nueva de insectos y hongos, aceite de margosa para la madera vieja o la que haya sido dañada). Para el parquet vitrificado se recomienda un tratamiento de cera natural dos veces al año.

FENOL (C_6H_6O)

¿Qué es?

Conocido también como hidroxibenceno, ácido carbólico o ácido fénico, el fenol está compuesto de un ciclo aromático bencénico y una función de hidróxilo. Se presenta en forma de cristales generalmente incoloros.

¿Dónde se encuentra?

Se usa en la fabricación de aislantes, endurecedores, disolventes, adhesivos, resinas sintéticas y materiales similares.

Efectos sobre la salud

El fenol es tóxico por inhalación, por contacto cutáneo y por ingestión. Es un producto corrosivo que ataca a la piel profundamente.

Puede provocar quemaduras graves.

Otros síntomas

Embotamiento, vértigo y problemas circulatorios.

La alternativa

Recurre a aislantes naturales, con buena resistencia térmica, que dejen evacuar la humedad sin riesgo de estancamiento. La madera natural es diez veces más aislante que el hormigón.

Opta por aislantes vegetales y animales, como la lana de oveja, las plumas de pato o cualquier otro de este tipo.

Estireno (C$_8$H$_8$)

¿Qué es?

El estireno es un compuesto orgánico. Se trata de un líquido incoloro, aceitoso, inflamable y sobre todo tóxico. Su olor es soportable a baja concentración, pero se convierte en insoportable cuando la concentración aumenta.

¿Dónde se encuentra?

Podemos hallarlo en los cauchos sintéticos. Sirve para fabricar el poliestireno.

Efectos sobre la salud

Los principales síntomas en caso de inhalación de concentraciones elevadas de estireno son depresión, náuseas, irritación de garganta, dificultades para concentrarse, vértigos, somnolencia, enrojecimiento cutáneo y otros síntomas. La inhalación de estireno es neurotóxica y puede ser mortal. Está catalogado como sustancia potencialmente cancerígena en exposiciones a largo plazo.

Precauciones

No dejes nunca al alcance de los niños el poliestireno expandido, es decir la "espuma blanca" compacta que protege a los aparatos sensibles a los golpes (electrodomésticos, alta fidelidad, etc.).

Tolueno (C$_7$H$_8$)

¿Qué es?

Conocido también como metilbenceno y fenilmetano, el tolueno es un hidrocarburo en forma de líquido incoloro, muy inflamable (los vapores, más densos que el aire, pueden formar mezclas explosivas con él). Según la clasificación de contaminantes del Observatorio de Calidad del Aire Interior, es uno de los doce productos considerados "muy contaminantes".

¿Dónde se encuentra?

Se utiliza normalmente como disolvente. Se emplea en la composición de pinturas, lacas, barnices, colas y adhesivos.

Efectos sobre la salud

Es un ecotóxico nocivo por inhalación e ingestión. Es fundamentalmente irritante para la piel, los ojos y el sistema respiratorio. Su absorción respiratoria es muy rápida: el tolueno se encuentra en la sangre tras un cuarto de hora de exposición.

Síntomas principales

Sus vapores pueden provocar náuseas, dolores de cabeza, somnolencia, confusión y vértigos. Su blanco preferido es el sistema nervioso central.

La alternativa

Escoge barnices y pinturas ecológicos sin tolueno.

TRICLOROETILENO (C_2HCl_3)

¿Qué es?

Es un compuesto orgánico que se conoce también como dicloroetileno, tricloroeteno y tricloruro de acetileno. Se trata de una molécula de eteno (un hidrocarburo) en la que se han reemplazado tres átomos de hidrógeno por átomos de cloro.

¿Dónde se encuentra?

Entra en la composición de lubrificantes, pinturas y barnices. Se utiliza también como quitamanchas doméstico y para la limpieza en seco.

Efectos sobre la salud

El tricloroetileno irrita la piel y las mucosas. Si se inhala se convierte en una sustancia tóxica para el sistema nervioso central. Al margen de los riesgos de intoxicación aguda y crónica, también presenta efectos cancerígenos.

Síntomas principales

Náuseas, diarrea, vómitos, cefalea, entumecimiento de la cara, problemas respiratorios, señales neurológicas y cardíacas somnolencia, efectos depresivos. Si se inhala en una proporción superior a 3000 ppm (1 ppm = 1 mg/kg), puede acarrear parálisis respiratoria, coma e incluso la muerte. En caso de inhalación, hay que alejar a la persona de la zona contaminada antes de tomar cualquier otra decisión.

En 1995, el tricloroetileno fue catalogado como "cancerígeno probable" por el Centro Internacional de Investigación del Cáncer. Esta clasificación fue ratificada en 2001 a través del decreto europeo 2001/59/CE (sobre clasificación, envasado y etiquetado de sustancias peligrosas). El tricloroetileno alcanzó así la categoría 2 de sustancias cancerígenas con fase de riesgo R 45: "puede causar cáncer". Hasta entonces se situaba en la categoría 3, con la etiqueta R 40 : "posibles efectos cancerígenos – pruebas insuficientes". Desde diciembre de 2010, la etiqueta debe estar conforme con el decreto CE nº 1272/2008.

La alternativa

Opta por los barnices, pinturas y quitamanchas orgánicos.

XILENO (C_8H_{10})

¿Qué es?

Es un derivado del benceno. Se trata de un líquido incoloro y muy inflamable.

¿Dónde se encuentra?

Se utiliza como disolvente y limpiador. Figura en la composición de algunos colorantes, pinturas y barnices.

Efectos sobre la salud. Principales síntomas

En caso de exposición importante al xileno, aparecen dolores de cabeza, vértigo, mareos, pérdidas de equilibrio, problemas de coordinación muscular, náuseas y vómitos. Su consumo en dosis fuertes puede ser nocivo para el cerebro y provocar irritaciones en la piel, en los ojos y en la garganta. Las concentraciones superiores a 100 ppm (1 ppm = 1 mg/kg) ocasionan problemas de mayor gravedad, y las muy elevadas (cerca de 10.000 ppm) pueden provocar edemas pulmonares, pérdida de conciencia, parálisis respiratoria e incluso la muerte. Estudios realizados con isómeros de xileno muestran que el contacto puede ocasionar enrojecimiento, irritaciones y sensación de ardor en la piel, y si es repetido, dermatitis (sequedad y fisuración de la piel). Por ahora, el Centro Internacional de Investigación del Cáncer considera que los datos actuales no permiten establecer la capacidad de provocar cáncer del xileno.

La alternativa

Escojge barnices y pinturas ecológicos sin xileno.

Capítulo 3

Sustancias tóxicas en los productos de limpieza

Cada año se consumen cantidades enormes de productos de limpieza para el hogar, como los detergentes para la vajilla y la ropa. Muchos de estos productos contienen compuestos tóxicos potencialmente nocivos para la salud y el medio ambiente, ya que liberan contaminantes que pueden ser absorbidos por la piel y las vías respiratorias.

REGLAS DE ORO PARA REDUCIR LOS RIESGOS

Tener demasiados productos de limpieza en el hogar multiplica los riesgos. No te dejes influenciar por la publicidad ni tentar por productos (generalmente inútiles y tóxicos) que atraen la atención en los estantes de los supermercados. Lee atentamente la composición en los envases y las instrucciones de uso, y escoge productos orgánicos y ecológicos que respeten el medio ambiente, especialmente los que dispongan de la etiqueta europea co-label. No mezcles los artículos de limpieza ni utilices nunca sus recipientes vacíos para otras cosas. Sepáralos de los productos alimentarios y sobre todo evita que estén al alcance de los niños y de los animales de compañía. Finalmente, recurre a plantas descontaminantes como los rododendros, los ficus, las azaleas o los anturios, que son útiles para absorber una parte del amoniaco presente en muchos de los productos de limpieza.

SUSTANCIAS TÓXICAS EN LOS DETERGENTES

La mayoría de los detergentes contienen agentes tensioactivos antisuciedad, enzimas quitamanchas, compuestos alcalinos (que aumentan la eficacia de los tensioactivos actuando sobre el pH del agua para que permanezca elevado) y agentes secuestrantes (se denominan incorrectamente anticalcáreos pues atrapan el calcio, lo que aumenta la eficacia de los detergentes). Otros posibles componentes son agentes blanqueantes, conservantes y colorantes generalmente sintéticos.

Últimamente se han reducido las dosis de detergente: la dosis en polvo ha pasado de 150 gr. en 1998 a 100 gr. en 2005, y desde 2010 no superaría los 70 gr. Algunos fabricantes han concebido lavadoras capaces de distribuir por sí solas la cantidad de detergente necesaria para cada lavado en función del peso de la ropa.

La alternativa natural para los detergentes

Adopta una actitud ecológicamente responsable priorizando los detergentes menos contaminantes. Escoge detergentes ecológicos en polvo y en líquido, que conserven los tejidos y limiten la cantidad de productos químicos que se vierte en los lagos, ríos y mares.

Además estos productos provocan menos alergias (especialmente cutáneas) que los provenientes de la petroquímica, que contienen fosfatos, enzimas, agentes blanqueantes o sustancias similares y que una vez se incorporan al circuito de las aguas, también resultan peligrosos para la fauna y la flora.

Fíjate también en la composición del detergente y comprueba que sea biodegradable. Escoja un detergente en polvo sin enzimas y usa un quitamanchas natural complementario. Evita colorantes y otros compuestos sintéticos.

Recurre a las bolas de lavado: actúan generando oxígeno ionizado que activa las moléculas del agua, permitiendo que penetren en las fibras para quitar la suciedad. Además son hidroalergénicas (ideal para la piel sensible) y económicas (una bola permite mil lavados, lo que supone un ahorro de 120 kg de detergente al año).

Trucos naturales

Para la lana y los tejidos de colores frágiles, ha una decocción de 100 gr. de raíz de saponaria en un litro de agua. Pónlo a hervir y retira las raíces. Introduce esta mezcla en una botella de vidrio y ciérrala herméticamente. Etiquétala.

Para los tejidos y lanas de color oscuro, tritura un kilo de castaño de indias, machácalo en un mortero y pon a hervir en agua durante unos minutos. Fíltralo, introduce la preparación en una botella vidrio y ciérrala herméticamente. Etiquétala.

Para lavar la ropa, fabriqca tu propio detergente en polvo mezclando 50 gr. de jabón de Marsella en escamas (o rállalo con un rallador de gruyer) con 25 gr. de cristal de sosa.

Para vigorizar los colores, añade una taza de vinagre al detergente. Ten cuidado de no aplicar vinagre si ya has puesto agua de lejía.

Para una ropa más blanca, añade el zumo de un limón al detergente.

Para mejorar la intensidad del lavado, ahorrar agua y reducir a la mitad la dosis de detergente, pon bolas de caucho en el tambor de la lavadora.

En India y en Nepal, el árbol *Sapindus mukorossi* es conocido por sus frutos (nueces), que segregan una sustancia glutinosa que contiene una gran cantidad de saponina, con un gran poder de lavado.

En el tambor de la lavadora pon cinco nueces (se pueden reutilizar muchas veces) en una bolsita o en un calcetín de algodón que deberás cerrar bien. Al contactar con el agua, la saponina se disuelve y libera un jabón natural muy eficaz. También puedes añadir en la bolsita tres gotas de aceite esencial de lavanda o de naranja.

AMONIACO (NH_3)

¿Qué es?

El amoniaco es un compuesto químico. Se trata de una molécula piramidal de base trigonal: el átomo de nitrógeno (N) se sitúa en la parte superior, mientras que los tres átomos de hidrógeno (H) ocupan los tres lados de la base del triángulo equilátero. Este gas incoloro libera un olor a putrefacción muy desagradable.

¿Dónde se encuentra?

Encontramos amoniaco en muchos productos de limpieza para suelos y cristales, en algunos desengrasantes, en productos para la limpieza de cocinas, etc.

Efectos sobre la salud

El amoniaco irrita las vías respiratorias. Su olor es fácilmente reconocible.

La alternativa

Escoge productos naturales y ecológicos, principalmente con perfumes de origen natural. Existen, entre otros, artículos de limpieza orgánicos para cristales a base de aceite esencial de limón orgánico, que son eficaces y sobre todo menos tóxicos.

Para las baldosas, utiliza jabones tradicionales como el jabón negro o el jabón de Marsella (en escamas o entero).

Truco natural

Para limpiar y dar brillo a parquéts, baldosas y linóleo, añade dos cucharadas soperas de jabón negro en un cubo de agua caliente. No hace falta aclarar.

CLORO (CL)

¿Qué es?

El cloro es un producto químico.

¿Dónde se encuentra?

Tiene múltiples usos como agente blanqueante, desinfectante o purificador.

Tomemos como ejemplo el agua de lejía que contiene átomos de cloro y que se comercializa bajo diversos niveles de dilución. La cantidad de cloro se expresa en porcentaje de cloro activo (que representa la masa de dicloro a partir de 100 gr. de agua de lejía).

Efectos sobre la salud

Síntomas principales: irritación en la piel, en los ojos y en el sistema respiratorio.

El agua de lejía tiene efectos nocivos para la salud y el medio ambiente. Es tóxica y corrosiva, y puede ocasionar ardores en la piel y las mucosas, sobre todo si es concentrada.

Las alternativas

Para los blanqueos evita el cloro. Opta por el perborato de sodio y el percarbonato de sodio. Tienen la ventaja de evitar la

GUÍA DE SUSTANCIAS TÓXICAS

"apariencia gris" que se produce tras varios lavados y preservan el blanqueo de ropa de forma natural.

PERBORATO DE SODIO

Es un agente de blanqueo oxigenado con propiedades desinfectantes y desodorizantes.

Modo de empleo: dos cucharadas soperas de perborato de sodio añadidas al tambor de la lavadora ofrecen un excelente resultado en el blanqueo de la ropa. También es eficaz para quitar manchas de sangre.

Efectos sobre la salud

Tiene un efecto indirecto, ya que después de liberarlo al medio ambiente, el perborato de sodio puede ocasionar efectos tóxicos relacionados con la liberación de boro (intoxicación de las plantas regadas, contaminación del pasto o efectos sobre los animales que consumen ese pasto).

PERCARBONATO DE SODIO

Es un agente blanqueante oxigenado, que blanquea, desodoriza y desinfecta.

Modo de empleo: basta con añadir al detergente una o dos cucharadas soperas dependiendo de la suciedad de la ropa.

Efectos sobre la salud

No debería ocasionar efectos nocivos al medio ambiente. Es un compuesto biodegradable de baja toxicidad.

Los blanqueadores ópticos

Los blanqueadores ópticos (o agentes fluorescentes) absorben los rayos ultravioleta emitidos por el sol y reemiten esta energía por fluorescencia (principalmente un reflejo azul); y así la ropa adquiere un aspecto más blanco y luminoso. Son poco tóxicos, pero difícilmente biodegradables.

CRESOL (C_7H8O)

¿Qué es?

Es la mezcla de los tres isómeros del metilfenol, también llamado cresilol.

¿Dónde se encuentra?

Se encuentra en la composición de limpiadores y desinfectantes.

Efectos sobre la salud

El cresol puede provocar daños en el hígado y los riñones.

La alternativa

Opta por el Puryfitout®. Este detergente ecológico, fungicida y bactericida, que está compuesto principalmente de aceites esenciales, impide la formación de malos olores, al tiempo que limpia y desengrasa.

ÉTERES DE GLICOL ($R-O-CH_2-CH_2-OH$ PARA LOS DERIVADOS DEL ETILENGLICOL)

¿Qué son?

Los éteres de glicol están repartidos en dos familias diferentes: los derivados del etilenglicol y los derivados del propilenglicol. Son líquidos incoloros, poco volátiles y no inflamables.

¿Dónde se encuentran?

En los productos de limpieza para el hogar, detergentes, decapantes, limpiacristales, desengrasantes y otros artículos de limpieza.

Efectos sobre la salud

Los éteres de glicol se absorben por vía respiratoria (sus vapores), así como cutánea (vía favorecida por su dilución en agua y disolventes) y digestiva (ingesta accidental). Pueden reducir la fertilidad. Algunos éteres de glicol están prohibidos (EGME, EGMEA, EGEE, EGEEA) en los productos de limpieza, pero otros aún están presentes. Algunos podrían ser cancerígenos.

La alternativa

Opta por los productos de limpieza sin fosfato, amoniaco ni COV. Escoge limpiacristales naturales con ingredientes biodegradables de origen vegetal y mineral.

Truco

Para limpiar cristales, utiliza papel de periódico mojado y arrugado, o moja una esponja con vinagre diluido en agua hervida.

FORMALDEHÍDO (CH_2O)

¿Qué es?

Es un compuesto orgánico de la familia de los aldehídos, formado por carbono, hidrógeno y oxígeno, que también se conoce como metanal, aldehído fórmico o formol. Se trata de un gas sin color, inflamable y de fuerte olor (picante e irritante). Según la clasificación de contaminantes establecida por el Observatorio de Calidad del Aire Interior se sitúa entre los siete productos "altamente contaminantes".

¿Dónde se encuentra?

En los detergentes para la vajilla, en los limpiadores de alfombras, etc.

Efectos sobre la salud

Acarrea alergias. Puede ser cancerígeno.

Las alternativas

Existen productos orgánicos para limpiar alfombras y lavar la vajilla a mano, principalmente a base de aceites esenciales como eucalipto, naranja, limón, lavanda y muchos más.

Trucos naturales

Para vigorizar los colores de una alfombra, frótala con una esponja mojada con vinagre.

Para las esteras de bonote, límpialas con agua enjabonada y un cepillo duro.

Naftaleno ($C_{10}H_8$)

¿Qué es?

Es un hidrocarburo aromático conocido también como alcanfor de alquitrán, que se utiliza habitualmente para repeler las polillas. Se encuentra en formas sólidas variadas (polvo, cristales, agujas, escamas, etc.) Es de color blanco, con el olor característico del alquitrán.

¿Dónde se encuentra?

Principalmente en las bolas de naftalina antipolillas y en los bloques desodorantes.

Efectos sobre la salud

Es tóxico y puede provocar daños en los ojos, los riñones y el sistema nervioso. Las personas sensibles pueden sufrir crisis de taquicardia en caso de inhalación. Puede ocasionar intoxicación crónica por vía cutánea o respiratoria. Se cree que es cancerígeno.

Las alternativas

La madera de cedro tiene un olor que actúa contra las polillas. Al cabo de tres o cuatro meses se puede volver a impregnar con esencia de cedro.

Los pequeños bloques de alcanfor también son muy eficaces (se pueden comprar en los comercios chinos y en algunas droguerías).

Las trampas para polillas aprovechan el buen olfato de estos insectos para atraerlas a una superficie glutinosa. La feromona (hormona secretada por las hembras) que se incorpora a la cola atrae a las polillas macho, que quedan pegadas a la hoja. Sin los machos, la reproducción se detiene.

El *spray* antipolillas a base de aceites esenciales —entre otros, lavandina, citronela, enebro y azadiractina, extraída de las semillas de neem (árbol de origen indio)— es conocido por sus cualidades repelentes e insecticidas.

Las bolsas de algodón o de tela de lino rellenas de una mezcla de lavanda, menta picante y granos de menta también ofrecen buenos resultados. Colócalas en armarios y cajones.

PERCLOROETILENO ($CL_2C=CCL_2$)

¿Qué es?

Es un compuesto orgánico volátil, también conocido como tetracloroetileno.

¿Dónde se encuentra?

En los disolventes para manchas. Se utiliza principalmente en la limpieza en seco de la ropa.

Efectos sobre la salud

Puede causar problemas neurológicos, renales y hepáticos. Penetra en el organismo principalmente por vía pulmonar, y en menor medida por vía oral y cutánea. Es peligroso para el medio ambiente. Figura en la lista de sustancias probablemente cancerígenas del Centro Internacional de Investigación del Cáncer.

Las alternativas

Existen productos naturales para la limpieza de las manchas, como el jabón de Alepo. Este jabón natural está compuesto de aceite de oliva y laurel, y es un excelente quitamanchas, sobre todo para los cuellos de camisa o para las manchas de sudor.

DISOLVENTES ORGÁNICOS

¿Qué son?

Un disolvente es una sustancia generalmente líquida que posee la propiedad de disolver otras sustancias. En muchas aplicaciones se utilizan compuestos de carbono llamados disolventes orgánicos, entre los que destacan los hidrocarburos aromáticos, los éteres, los éteres de glicol, los esteres, las cetonas, etc.

¿Dónde se encuentran?

Los disolventes se emplean principalmente en la industria de la limpieza: tintura, limpieza de suelo y en general productos desengrasantes.

Efectos sobre la salud

Todos los disolventes orgánicos poseen características que acarrean peligro (toxicidad, inflamabilidad, ecotoxicidad, etc.). Sus efectos resultan nefastos para la salud cuando se inhalan sus vapores, por ingestión y a través de la piel o los ojos en caso de contacto directo.

Otros síntomas

Náuseas, dolores de cabeza, eritemas, vértigo, ebriedad, problemas de ritmo cardíaco y respiratorio, y ataques al hígado.

Precauciones

Evita estos disolventes en la medida de lo posible. Si tienes que utilizarlos, llevea guantes y máscara, y cámbiate de ropa si se ha impregnado del producto. Ventila el área de trabajo. Evita beber, comer y fumar en zonas donde se manipulen disolventes. Utiliza y almacena únicamente la cantidad necesaria.

Truco natural

Para que las brochas permanezcan suaves, mójalas con aceite de linaza.

TLUENO (C_7H8)

¿Qué es?

Conocido también como metilbenceno y fenilmetano, el tolueno es un hidrocarburo en forma de líquido incoloro, de olor aromático (parecido a los disolventes para la pintura). De acuerdo a la clasificación de contaminantes del Observatorio de Calidad del Aire Interior, es uno de los doce productos considerados "muy contaminantes".

¿Dónde se encuentra?

Podemos hallarlo en la composición de algunos productos de limpieza.

Efectos sobre la salud

Es neurotóxico y ecotóxico, irritante para la piel, los ojos y el sistema respiratorio. Sus síntomas principales son: problemas de memoria, mareos, fatiga, dolores de cabeza, confusión, somnolencia, vértigo, etc.

La alternativa

Recurre a los productos de limpieza ecológicos y orgánicos.

Truco natural:

Para limpiar el marco de las ventanas, puertas y superficies barnizadas con aceite, utiliza una esponja mojada en agua caliente en la que han cocido patatas.

Capítulo 4

Sustancias tóxicas que afectan a los niños

Bisfenol A (BPA)

¿Qué es?

El bisfenol A es un producto químico que principalmente se utiliza asociándolo con otras sustancias para la fabricación de plásticos y resinas. Se emplea fundamentalmente en la composición de policarbonato, una materia plástica ligera, rígida y resistente.

¿Dónde se encuentra?

Se puede hallar en numerosos productos como los biberones, algunos recipientes alimentarios de plástico duro (platos, tazas, etc.), recipientes para almacenar y diversos envases alimentarios.

Efectos sobre la salud

Esta sustancia tiende a "contaminar" los alimentos y bebidas con los que entra en contacto, sobre todo cuando se produce un calentamiento (es el caso de los biberones). El bisfenol puede penetrar en pequeñas cantidades en alimentos y bebidas almacenados en material que contiene esta sustancia.

El bisfenol A desde su aparición el 28 de enero de 2009 en un estudio médico dirigido por investigadores del centro médico de la Universidad de Rochester, en Nueva York, donde se revela su peligrosidad y su notable presencia en el entorno de los más pequeños, preocupa enormemente. Este compuesto químico, considerado un perturbador endocrino, podría tener más influencia en el organismo de lo que se piensa. El bisfenol A, que permite disolver la resina de poliéster para transformarla en líquido y facilitar su laminado, aparecía hasta hace poco en la mayor parte de los biberones de plástico. Estos despedían partículas nocivas que podían ser ingeridas por los bebés si se calentaban en microondas. La cantidad de bisfenol A que aparecía en la leche también aumentaba si el biberón se rayaba o se lavaba muchas veces en lavavajillas. El 1 de marzo de 2011 se acordó la prohibición de los biberones de bisfenol en toda la Unión Europea. Sin embargo la Red de Medio Ambiente y Salud también pide la prohibición de los otros usos del bisfenol en la alimentación y en el revestimiento interior de las latas de conservas.

Las alternativas

No hay que alarmarse. Los biberones de nueva generación han cambiado la tendencia.

Si los biberones son de plástico, evita los de policarbonato o PVC (policloruro de vinilo).

Por regla general se mencionan los códigos de reciclaje dentro del pictograma (las tres flechas que forman un bucle) que se encuentra en muchos envases.

Ejemplos:
- PET o polietileno tereftalato
- HDPE o polietileno de alta densidad
- PVC o policloruro de vinilo
- LDPE o polietileno de baja intensidad
- PP o polipropileno

Opta por los biberones de polietersulfona (PES). Diferentes marcas los fabrican. Son más caros y menos transparentes (tienen un color miel), pero resisten mejor las altas temperaturas y la esterilización, y aguantan bien los golpes y los cepillados repetidos. Al no contener bisfenol A peróxidos, ni otras materias susceptibles de afectar a las hormonas, se recomienda la polietersulfona, que es totalmente neutra y puede calentarse con frecuencia en un microondas. Los biberones de polietersulfona evitan también la absorción de olores. Además puedes optar por biberones de vidrio, muy de moda últimamente y que ahora se venden con fundas de silicona. Lo mejor: es 100% natural, ecológico y totalmente reciclable. Se trata de uno de los pocos materiales que no contienen ningún compuesto químico procedente del petróleo. No transmite sustancias al contenido con el paso del tiempo, y otra ventaja es que se mantienen transparentes tras la esterilización. El único inconveniente es que se rompen.

Ftalatos en los juguetes de los niños

¿Qué son?

Los ftalatos son productos químicos derivados del ácido ftálico, que añadidos al PVC (policloruro de vinilo), ayudan a incrementar su flexibilidad.

¿Dónde se encuentran?

Pueden penetrar en el organismo de los niños al chupar y mascar los juguetes, ya que se añaden a los juguetes de dentición, sonajeros y otros de PVC flexible. Afortunadamente hay categorías de ftalatos (como el ftalato de disononyl) cuyo uso está prohibido en toda la Unión Europea (decreto 2005/84/CE) para fabricar determinados artículos de puericultura y juguetes que podrían entrar en contacto con la boca de niños menores de treinta y seis meses. La Unión Europea así como numerosas asociaciones de consumidores han encendido la luz de alarma al revelar la lista de juguetes tóxicos, ya que en algunos de ellos se han detectado sustancias potencialmente peligrosas. Algunos fabricantes añaden un agente para ocultar el olor desagradable de ciertas sustancias tóxicas.

Efectos sobre la salud

La absorción de ftalatos puede sobrepasar la dosis diaria y tener consecuencias sobre la salud a largo plazo. Puede ocasionar daños en los riñones, el hígado y el sistema hormonal además de provocar efectos perturbadores endocrinos, así como efectos cancerígenos.

Las alternativas

Evita los juguetes de dentición de plástico (los hay de otros materiales). Escógelos de madera o de PVC rígido.

Los juguetes de madera son una alternativa ética, ecológica y sana a los de plástico. Tienen la ventaja de ser naturales.

Algunas marcas proponen juguetes fabricados con madera proveniente de bosques sostenibles (realizados normalmente con diferentes maderas, como la haya, el pino y otras), que además son sólidos y duraderos; no se rompen al cabo de unas semanas de utilización. En caso de pequeños daños, se pueden reparar fácilmente, y la mayoría funciona sin pilas.

Los juguetes ecodiseño

Los juguetes ecodiseño respetan una serie de condiciones desde su creación hasta su reciclaje. Están hechos con pintura no tóxica y productos de acabado naturales, a base de aceite de linaza o cera de abeja.

Capítulo 5

Sustancias tóxicas en el ámbito de la sanidad

AMARILLO CREPÚSCULO (E110)

¿Qué es?

Es un colorante amarillo azoico, también conocido como Sunset Yellow FCF.

¿Dónde se encuentra?

Principalmente en los medicamentos para niños y lactantes (antiespasmódico musculotrópico) para enfermedades digestivas o biliares. En la alimentación, cabe recordar que también está presente en algunos helados y dulces.

Efectos sobre la salud

Síntomas principales: asma, dolores de estómago, urticaria, vómitos, insomnio, hiperactividad y reacciones alérgicas. Puede ser cancerígeno.

La alternativa

Opta por la homeopatía en caso de dolores digestivos: el *Arsenicum album* (para la gastroenteritis con vómitos y diarrea), el

Carbo vegetalis (para dolores gástricos ardientes y abdominales con opresión respiratoria e indigestión con flatulencia) o el *Iris versicolor* y el *Bryonia alba* (para vómitos de bilis). Consulta a tu médico antes de cualquier automedicación.

Trucos naturales

—Plátano: para calmar los dolores estomacales, sobre todo si se deben a comidas demasiado ácidas.

—Jengibre: para la digestión.

Modo de empleo: disuelve una cucharada de café de jengibre (*Zingiber officinale*) en polvo en una taza de agua de manantial a punto de hervir (que no esté hervida). Endúlzala con miel. Bebe dos tazas al día.

—Hinojo: para facilitar la digestión y actuar contra los gases intestinales. También puedes utilizarlo como infusión.

Modo de empleo: pon 25 gr. de hinojo (*Foeniculum dulce*) en un litro de agua de manantial a punto de hervir (que no esté hervida). Déjalo en infusión durante diez minutos. Fíltralo con un colador. Bebe una taza después de comer.

EL TRATAMIENTO CON ANTIBIÓTICOS

Los antibióticos son indispensables para el tratamiento de muchas patologías. Sin embargo en los últimos años los médicos han tenido tendencia a recetarlos para tratar infecciones virales, lo cual no sirve de nada, pues los antibióticos solo son eficaces en casos de infecciones bacterianas. Se han desarrollado campañas publicitarias (por fin) para dar a conocer al público la utilidad de estos medicamentos y los propósitos de recetarlos, con el fin de evitar prescripciones médicas abusivas.

Tomemos el ejemplo de las anginas: la mayoría de ellas se deben a un virus que no requiere antibióticos. Los hábitos en las prescripciones han empezado a cambiar gracias a un simple test que permite distinguir las anginas virales de las bacterianas. Gracias a este rápido test, el médico puede saber en diez minutos el origen de la inflamación (la angina bacteriana estreptocócica en los niños representaría entre un 25 y un 40% de los casos, mientras que en los adultos estaría entre un 10 y un 25%). Si la angina es de origen bacteriano, normalmente el doctor recetará antibióticos, pero si es de origen viral, la prescripción sistemática de antibióticos no tiene lugar. Hay que insistir en que son inactivos contra los virus y solo tienen eficacia contra las bacterias.

Efectos sobre la salud

En algunos casos, los antibióticos pueden aumentar lla toxicidad de otros medicamentos y ocasionar efectos indeseables en la piel (reacciones alérgicas, urticaria, etc.), los huesos, el hígado y el sistema nervioso, pudiendo incluso producir toxicidad auditiva, renal y sanguínea.

De ahí que sea importante leer la lista de efectos secundarios (varían de un antibiótico a otro) y pedir al médico otros tratamientos.

La alternativa

Recurre a las medicinas naturales como la homeopatía, la aromaterapia, la fitoterapia o cualquiera de las muchas terapias alternativas que se conocen para tratar los pequeños dolores cotidianos.

Trucos naturales

En caso de anginas inflamadas, haz gargarismos dos o tres veces al día con una decocción de malvavisco. Pon a hervir cincuenta raíces de malvavisco (*Althaea officinalis*) en un litro de agua de manantial, durante treinta minutos, hasta que la mezcla se reduzca en más de un tercio. Déjala que repose cinco minutos fuera del fuego y a continuación fíltrala. Métela en una botella de vidrio y ciérrala herméticamente. Esta preparación debe conservarse en frío durante cuarenta y ocho horas.

Para un principio de gripe, bebe un vaso de zumo dos veces al día.

Modo de empleo: pasa por la licuadora remolachas rojas y zanahorias biológicas (125 gr. de cada) con 90 ml de zumo de pepino orgánico y una cucharada sopera de limón no tratado.

Para liberar los bronquios, usa una cataplasma de mostaza durante unos diez minutos. Para ello echa tres puñados de mostaza (la planta) en una pequeña cantidad de agua de manantial. Pon a cocer la mezcla a fuego lento hasta obtener una pasta sin consistencia. Coloca la cataplasma en el pecho y pon una toalla encima para mantenerla en su sitio.

EL TRATAMIENTO CON VACUNAS

La vacunación es un proceso que consiste en introducir un agente exterior en un organismo vivo con el fin de crear una reacción inmunitaria positiva contra una enfermedad infecciosa. Existen vacunas procedentes de agentes infecciosos inactivos (contra la gripe, la hepatitis A, el cólera y otras enfermedades), vacunas procedentes de agentes vivos atenuados (contra la rubeola, el sarampión, la tuberculosis, la fiebre amarilla, la varicela, etc.) y vacunas inactivas detoxificadas, por ejemplo las que se emplean contra el tétanos, y la difteria. También están las nuevas vacunas (hepatitis B, meningococo, neumococo, contra el virus del papiloma) y las de fase II de un ensayo clínico (contra la cocaína) o en fase III de un ensayo clínico —última etapa antes de pedir la autorización de salida al mercado— (contra el dengue, el paludismo, la nicotina, etc.). También se habla mucho de vacunas contra el cáncer. Una de las que se están probando para tratar tumores recurrentes del sistema nervioso central ha mostrado resultados prometedores en un estudio clínico preliminar realizado en la Universidad de San Francisco, en California. De hecho, no se trata de una verdadera vacuna, sino de una inmunoterapia. También cabe destacar que tras quince años de estudio, un grupo de investigadores franceses ha desarrollado una posible vacuna contra la transmisión sexual del VIH (virus del sida) en macacos hembra. Sin embargo, aún queda lejos la posibilidad de encontrar una vacuna eficaz en los humanos y, de hecho, algunos investigadores creen que, debido a los mecanismos propios del VIH, ninguna podrá ser eficaz.

Así las cosas, si tenemos en cuenta que la vacunación sistemática contra el sarampión se corresponde con un crecimiento exponencial de los casos de enfermedad de Crohn, que la vacuna BCG ya no protege realmente contra la tuberculosis, que algunas vacunas se fabrican en Asia en malas condiciones y, sobre todo, la cantidad de efectos secundarios subestimados e incluso ocultos que acarrean, hay que plantearse la conveniencia de estas vacunas y su posible toxicidad. Pero resulta que el mercado de las vacunas, que representa más del 3% del mercado farmacéutico mundial, genera miles de millones cada año.

¿Debemos desconfiar de las vacunas?

Lo más importante es informarse y vacunarse con conocimiento de causa. Los efectos indeseables de la vacunación dependen del agente infeccioso que se combata, del tipo de vacuna (agente atenuado, inactivo, etc.), del modo de administración, del origen del disolvente y de la posible presencia de adyuvantes y conservantes químicos. No existen efectos secundarios comunes en todos los modos de vacunación. No obstante, algunos efectos indeseables se encuentran de forma más o menos frecuente, como la fiebre y las inflamaciones locales. Pero la vacunación puede provocar efectos indeseables más graves y, de forma excepcional, incluso fatales.

Francia, Bélgica, Italia y Portugal son los únicos países europeos que requieren vacunas obligatorias como requisito para matricular a los niños en los centros escolares. Junto a Italia, Francia es el que más vacunas obligatorias aplica (difteria, tétanos y poliomielitis). El incumplimiento de las prescripciones de vacunas podría acarrear sanciones penales o administrativas: desescolarización, despidos administrativos, en definitiva, problemas que afectarían a nuestra vida cotidiana.

Las tres vacunas obligatorias (difteria, tétanos y poliomielitis) podían administrarse en una sola (DTP Sanofi-Pasteur). Sin embargo, esta vacuna sin aluminio fue retirada del mercado en 2008 tras un recrudecimiento de las alergias que, al parecer, ocasionaba la DTP. La vacuna que la reemplazó, Revaxis®, no está homologada para niños menores de seis años. Normalmente, estas tres vacunas se inoculan a la vez que la existente contra la tosferina y el *Haemophilus influenzae* B, formando una vacuna combinada llamada "pentavalente", que puede tener efectos indeseables: fiebres altas, lagrimeo ininterrumpido durante tres horas e incluso el coma. En casos excepcionales puede generar daños en el cerebro. La vacuna contra la tosferina puede causar accidentes neurológicos agudos importantes (normalmente se producen en las veinticuatro horas posteriores a la inyección), como convulsiones, retrasos mentales graves o moderados e incluso encefalopatías agudas. En lo que respecta a la vacuna contra la hepatitis B, los efectos nefastos que genera son, artritis, glomerulonefritis, trombocitopenia, miofascitis o miofascitis macrofágica (que podría deberse al hidróxido de aluminio que se utiliza como coadyuvante), además de esclerósis múltiple, si bien en este último caso aún no se ha comprobado una relación de causa efecto. Felizmente, hay estudios en curso que podrían demostrar que estos procedimientos aumentan los riesgos.

La vacuna contra el virus del papiloma

Muchos casos de cáncer de cuello de útero podrían deberse a una infección del virus del papiloma humano. En la actualidad existen dos vacunas contra este virus homologadas por las autoridades sanitarias: una de ellas actúa contra dos de los tipos de *human papilomavirus* más cancerígenos (Cervarix®) y la otra interviene contra cuatro tipos (Gardasil®). Estas vacunas autorizadas en Europa y Estados Unidos, están rodeadas de polémica debido a sus posibles efectos secundarios. A pesar de que los laboratorios que las comercializan afirman que son seguras, desde finales de 2006 se han registrado ochenta y dos casos de reacciones, que han sido sometidas al Vaccine Adverse Event Reporting System, organismo de vigilancia de la seguridad de las vacunas, que cuenta, entre otras cosas, con un instrumento de recogida de información sobre los efectos secundarios de la administración de vacunas homologadas en Estados Unidos. Se han registrado un 63% de reacciones producidas el mismo día en que se administró la vacuna: síntomas neurológicos, convulsiones, síncopes, choques anafilácticos (un estudio australiano publicado en 2008 indica que el Gardasil® podría provocar choques anafilácticos a un nivel "más significativo" que las vacunas de rutina), dolores articulares y otras reacciones inmunológicas. Y lo más sorprendente es que ninguno de los informes mencionó que los niños y los adultos que habían sufrido problemas recibieron la vacuna Gardasil®. A finales de 2008, el Centro de Prevención y Control de Enfermedades registró en Estados Unidos muertes de mujeres que habían recibido Gardasil® (se produjeron más de veinte mil casos de efectos secundarios en ese país, con ochenta y cuatro fallecimientos). Sin embargo, su conclusión es que las muertes no guardaban relación con la vacuna.

En Europa se registraron dos fallecimientos. Con todo, la Agencia Americana del Medicamento, y la Agencia Europea de Medicamentos siguen recomendando su uso. Sin embargo, la asociación estadounidense Judicial Watch destacó recientemente que los casos de efectos secundarios graves (incluida la muerte) no han parado de aumentar con la vacuna Gardasil® y que no se puede asegurar que todos estos casos sean fortuitos.

Por otra parte, la Autoridad Superior de Sanidad ha mostrado su preocupación por las consecuencias negativas que podría tener la prevención del cáncer de cuello de útero a través de otros medios (como el frotis) si lo que prepondera es la información sobre las vacunas.: "No tenemos la suficiente perspectiva sobre la eficacia de las vacunas. El incremento de las medidas de detección es más importante que las vacunas", afirma.

En el caso del Cervarix®, que se usa en el Reino Unido desde 2008, el diario *UK Mail digital* reveló, el 15 de abril de 2009, que la Medicines and Healthcare Products Regulatory Agency , ya había recibido mil trescientos cuarenta informes médicos sobre esta vacuna, con el mismo porcentaje de efectos secundarios dramáticos que en Estados Unidos. En agosto de 2008, un artículo del *New York Times* denunció presiones ejercidas por la industria farmacéutica en relación con las vacunas contra el virus del papiloma.

La vacuna contra la gripe

Desde 2009 existe en Francia una campaña masiva de vacunas contra la gripe H1N1. Es difícil evaluar con exactitud los efectos secundarios, por un lado,debido a la escasez de declaraciones y, por otro, porque esta vacuna afecta a muchas personas de edad avanzada que, por lo general, también sufren otras patologías. Según el Instituto Nacional para la Salud finlandés, la vacuna Pandemrix®, una de las empleadas contra la gripe pandémica H1N1, del laboratorio Glaxo Smith Kline, habría contribuido, con toda probabilidad, a un incremento de la narcolepsia entre niños y adolescentes de Finlandia. Esta extraña enfermedad neurológica crónica se caracteriza por una somnolencia importante durante el día. Su principal síntoma es la cataplexia, que consiste en pérdidas extremas del tono muscular relacionadas con emociones intensas. Entre 2009 y 2010, sesenta personas con edades comprendidas entre los cuatro y los diecinueve años (de las cuales cincuenta y dos habían sido vacunadas en los dos meses previos) manifestaron esta enfermedad (se registraron siete casos en 2007). El Comité Consultivo Internacional sobre Seguridad de Vacunación de la Organización Mundial de la Salud está examinando la situación. Habrá que seguir el tema.

La alternativa

Cada año se producen dosis homeopáticas del *Influenzinum* a partir de la nueva vacuna contra la gripe. Para prevenir esta enfermedad generalmente se aplica una dosis por semana durante un mes, y a continuación una dosis mensual en los meses siguientes hasta que ya no haya riesgo de contraer el virus gripal.

Capítulo 6

Sustancias tóxicas en el campo

L a Unión Nacional gala de Empresarios del Campo publica todos los años su encuesta de opinión junto al Instituto Ipsos. En 2009, tres cuartas partes de los franceses declararon disponer de un campo privado (campo o terraza). En 2010, los franceses optaron por "lo verde". En 2011, uno de cada dos consideraba que el mundo vegetal es un ingrediente primordial en el campo que desearían tener. Uno de cada tres entiende que el campo ideal debe tener una función esencialmente alimenticia, mientras que uno de cada cinco cree que también debe ser una reserva de biodiversidad.

Por desgracia, seguimos utilizando en exceso los pesticidas, pese a que su uso ha registrado una leve reducción. Estos productos son sustancias químicas minerales u orgánicas dotadas de propiedades toxicológicas. Se usan para luchar contra los animales (insectos, roedores, gusanos y otras plagas) y las plantas (hongos, malas hierbas, etc.) que perjudican a los cultivos y se clasifican por familias según su objetivo o estructura química. Las familias más utilizadas son los herbicidas, los insecticidas y los fungicidas. Se emplean mediante pulverización, por aplicación en el terreno o por tratamiento de semillas. Pueden suponer un peligro, no solo para los agricultores, sino también para los que cultivan por *hobby*. Aunque en los productos se indique que están "autorizados", hay riesgos para aquellos que los manipulan y para el medio ambiente. De hecho, todos los años se registran numerosas intoxicaciones por productos de jardinería o agrícolas en uso doméstico.

Efectos sobre la salud

Síntomas principales: problemas dermatológicos, así como ataques neurológicos y del sistema cardiovascular. Los trastornos agudos ocasionados por los pesticidas afectan principalmente a las mucosas, la piel, el sistema respiratorio y el sistema digestivo.

En la familia de los pesticidas, hay que tener cuidado de forma especial con los fosfuros. Se utilizan como topicidas y desprenden un gas irritante y neurotóxico cuando entran en contacto con la humedad.

Por otra parte, los investigadores estadounidenses del National Institute of Environmental Health of Sciences publicaron en 2011 un estudio en la revista *Environmental Health Perspectives* que muestra que las personas que a lo largo de sus vidas se exponen a los pesticidas rotenona (se utiliza como insecticida y pesticida) y paraquat (uno de los herbicidas más utilizados del mundo) aumentan dos veces y media el riesgo de desarrollar la enfermedad de Parkinson.

La rotenona es una molécula orgánica extraída de forma natural de algunas plantas tropicales y que goza de buena consideración al tener un amplio espectro insecticida. En 2008 se acordó fijar para el 10 de octubre de 2009 la fecha límite para la salida de existencias de productos que contuvieran esta molecula. El decreto 2008/317/CE de abril de 2008 permite a Francia gozar de un plazo suplementario para su uso en manzanas, peras, melocotones, viñas y patatas, limitando el empleo de la rotenona a usuarios profesionales provistos de un equipo de protección apropiado. El plazo para su comercialización terminó el 30 de abril de 2011, mientras que el 31 de octubre ese mismo año fue la fecha límite para su utilización. La solución para reemplazar la rotenona como insecticida biológico podría ser el empleo de pelitre natural.

Los herbicidas

¿Qué son?

Son productos químicos que se utilizan para eliminar plantas indeseadas, como las malas hierbas. Existen los herbicidas granulares (penetran por la raíz), los foliares (se aplican sobre las hojas), los de contacto (destruyen la superficie de las plantas con las que entran en contacto) y los selectivos o totales.

Efectos sobre la salud

Según un estudio publicado en agosto de 2010 en la revista científica *Chemical Research in Toxicology*, investigadores argentinos demostraron que el herbicida glifotaso (herbicida total con amplio espectro de acción y principio activo del Roundup®) podría tener un impacto negativo sobre la salud, propiciando malformaciones congénitas.

Respecto a los cloratos (clorato de sodio, etc.), que se usan como herbicidas principalmente en patios y terrazas, pueden provocar trastornos digestivos en caso de ingesta accidental. En fuertes dosis pueden ocasionar metahemoglobinemias.

La alternativa a los herbicidas

1- Opta por la bina y la eliminación manual de hierbas.
Bina y escarda con instrumentos manuales como el pico y la azada. Esta última, además de deshacerse de las ma-

las hierbas, favorece la infiltración uniforme de la lluvia y el riego hacia las raíces y permite igualmente airear la tierra. Y como ya se sabe, una tierra aireada facilita también el arranque de las malas hierbas, además de mejorar la retención del agua.

2- *Recurre a herbicidas naturales.*

Para acabar con las malas hierbas, riega con regularidad las que crecen en la grava con agua caliente en la que se han cocido patatas. Otra opción sería aplicar una preparación de agua caliente con un puñado de sal gruesa.

Para prevenir la invasión de gramas o enredaderas planteaclaveles indios.

Para evitar la proliferación de semillas de plantas no deseadas o demasiado absorbentes: segue las plantas anuales antes o durante la floración.

3- *Usa un escarificador contra el musgo.*

Un escarificador, que puede ser manual o motorizado (eléctrico o de gasolina), se utiliza para airear y raspar el suelo. Es muy práctico para eliminar capas vegetales procedentes de la proliferación de musgo (en suelos húmedos, expuestos mucho tiempo a la sombra, etc.) y otros residuos que oprimen la hierba. Por su parte, los cortacéspedes sirven para eliminar la mala hierba que crece en el césped.

4- *Haz un análisis de tu terreno en otoño.*

Para limitar el desarrollo de las hierbas salvajes y el musgo, podría ser necesario el abono cálcico a fin de recuperar el pH.

5- *Cubre la tierra con residuos vegetales.*

Para limitar la proliferación de malas hierbas, cubre la tierra con residuos vegetales (compost, cortes de hierba, corteza de madera, etc.) hasta una altura de cinco centímetros. Otra de las ventajas de este procedimiento es que impide que el agua de lluvia y de riego se evapore demasiado rápido. Usa hierba seca para evitar que se fermente al pie de los árboles. El calor que se libera podría quemar la base de las plantas. En terrenos más amplios, cubre la tierra que quieres desbrozar con una lona de plástico opaco.

Trucos:

— No dejes fragmentos de raíz en el suelo, ya que pueden dar lugar a la aparición de nuevas plantas.
— Elimina la hierba según vaya apareciendo para evitar que se reproduzca.
— Utiliza abono verde para evitar su proliferación.
— Trata de binar por la mañana, justo antes del rocío, ya que la tierra aún está húmeda y blanda. Comprobarás que así es más fácil arrancar las malas hierbas con el máximo de raíces.
— Obtén de forma natural plantas, frutas y verduras sanas y sabrosas aprendiendo a conocer bien el terreno y las posibilidades de insolación e irrigación.

LOS INSECTICIDAS

¿Qué son?

Los insecticidas permiten matar los insectos, así como sus larvas y huevos.

Existen insecticidas químicos (como los organofosforados) y otros naturales. En el segundo caso, cabe mencionar compuestos como el *Chrysanthemun,* que, de forma natural, acumula en los vegetales sustancias insecticidas, las piretrinas. La especie más utilizada es el crisantemo o pilitre de Dalmacia (*Tanacetum cinerariifolium*), de la familia de las asteráceas. El aceite esencial que se obtiene de las flores de esta planta es activo contra algunos hongos. El vegetal que se ha secado se utiliza contra los mosquitos, las chinches y las pulgas. Cabe destacar también la azadiractina, que tiene propiedades insecticidas y repulsivas, y que se extrae del árbol de Nim *(Azadirachta indica)*, de la familia *Meliaceae*.

¿Dónde se utilizan?
En los jardines, terrenos y huertos.

Efectos sobre la salud. Síntomas principales
Alergias, irritaciones, trastornos respiratorios, asma, eczema de contacto, irritación de la piel y las mucosas, conjuntivitis, etc. Puede aparecer un síndrome neurotóxico tres semanas después de una intoxicación aguda de insecticidas organofosforados.

La alternativa a los insecticidas
1- Fomentar la biodiversidad.

Elimina los insecticidas químicos y programa refugios en el terreno para acoger la fauna auxiliar útil en la lucha contra los parásitos e insectos dañinos. Por ejemplo, el cárabo dorado se come las babosas y las larvas de insectos, las tijeretas eliminan las cochinillas y las mariquitas los pulgones.

2- Utiliza trampas naturales.

Contra los insectos:

—Existen velos anti insectos e insecticidas orgánicos.

Contra los pulgones:

—Las mariquitas consumen entre sesenta y ochenta pulgones al día. Se pueden comprar kits de mariquitas en algunas tiendas especializadas.

—Si el follaje sufre una invasión de pulgones, pulveriza con una solución de jabón (tres cucharadas de jabón de Marsella en escamas por litro de agua) o con agua en la que se han cocido patatas.

—Para alejarlos de los rosales: entierra dientes de ajo a sus pies.

— Como medida preventiva, vaporiza la siguiente mezcla sobre las legumbres u otras plantas: tritura en la batidora una veintena de hojas de poleo (*Mentha pulegium*). A continuación mézclalas con 75 cl de agua. Deja que se macere durante quince minutos y filtra la mezcla antes de introducirla en un pulverizador. Se conserva durante cuarenta y ocho horas lejos del calor.

—El estiércol de ortiga es un excelente repulsivo contra los pulgones. Estimula también el crecimiento de los vegetales y refuerza sus defensas contra los parásitos. Las pulverizaciones frecuentes de estiércol de ortiga (diluido al 5%) también son eficaces contra las arañas rojas: pulveriza bien las plántulas y los reversos de las hojas. Deja macerar un kilogramo de ortiga seca picada en diez litros de agua durante quince días, a una temperatura de entre 18 y 20º C. Para obtener un efecto fungicida e insecticida, haz la maceración solo durante veinticuatro horas.

3- *La decocción de pimiento tiene un efecto insecticida.* Introduce pimientos cortados en trozos en agua fría. Pon esta mezcla en una cacerola y deja que hierva durante treinta minutos hasta que se reduzca en un tercio aproximadamente. Deja reposar durante unos diez minutos y filtra la decocción con un colador. Echa el líquido en un pulverizador y etiquétalo. Conserva la mezcla durante tres o cuatro días al fresco. Un truco: es mejor aplicar este insecticida a la caída de la noche, protegiéndose con una careta.

Trampas naturales

Contra los topos:

—Planta varios pies de *Euphorbia lathyris* en diferentes zonas. Sus raíces impedirán a los topos penetrar en tu terreno, por lo que se desplazarán a otros.

Contra las babosas:

— Coloca un recipiente lleno de cerveza a ras de tierra. Las babosas acudirán a él y se ahogarán.

Contra las hormigas:

— Coloca en su trayecto café molido, canela en polvo o un limón cortado en dos, y con clavos en él. Si una colonia de hormigas sube por los troncos de los árboles frutales, frota el tronco y las primeras ramas con zumo de limón (las hormigas no soportan su olor).

Contra las orugas:

— Haz una decocción de madera de saúco (*Sambucus nigra*). Para ello, echa una docena de ramitas de saúco en un recipiente lleno de agua fría. Llévalo al punto de ebullición, cúbrelo y déjalo hervir durante veinte minutos. Cuando el líquido se ponga negruzco, disuélvelo en un cubo lleno de agua y riega con él las plantas devoradas por las orugas.

Si tienes manzanos, planta cebollinos a sus pies, para impedir que suban las orugas.

Contra los caracoles:

— Pela medio pomelo y colócalo cerca de la planta que quieres proteger. Los caracoles se agruparán en el pomelo y solo quedará eliminarlos. Una infusión de ajo acaba con ellos: haz una infusión de 150 gr. de ajo en cinco litros de agua a punto de hervir pero sin llegar a hacerlo. Deja que se enfríe, fíltrala y pulveriza.

Contra los pájaros:
— Instala redes de protección o un espantapájaros.

LOS FUNGICIDAS

¿Qué son?

Los fungicidas son productos fitosanitarios concebidos para reducir o eliminar el desarrollo de hongos parásitos en los vegetales.

¿Dónde se utilizan?

Existen fungicidas preventivos que impiden el desarrollo de esporas en la superficie de la planta y otros curativos que permiten detener el desarrollo de los hongos.

Efectos sobre la salud. Síntomas principales:

Reacciones dermatológicas, fatiga, daños en el sistema respiratorio y otros síntomas.

Alternativa a los fungicidas

Para eliminar el moho y los hongos de los árboles frutales, vaporiza en la parte aérea la siguiente infusión: pica 150 gr. de ajo y 500 gr. de cebolla y mézclalos. Haz una infusión con esta mezcla durante dos horas en diez litros de agua hirviendo, luego fíltrala, ponla en un vaporizador y etiquétalo.

Agrupe los vegetales. Evita, por ejemplo, la mosca de la zanahoria si a su lado plantas cebollas, puerros, cebollinos o ajos. Alterna verduras de raíz y de hoja para evitar el deterioro del terreno. En las filas de las fresas, planta cebollas, puerros o ajos. Estas alianzas reducen la formación de moho.

Capítulo 7

Sustancias tóxicas en el agua

El agua de la naturaleza no siempre se puede beber. Agua potable es aquella que se puede ingerir sin riesgos para la salud. Ha de tener una ínfima cantidad de sustancias químicas y no debe contener gérmenes patógenos (virus, bacterias) ni organismos parásitos. De ahí que se hayan definido las "concentraciones máximas admisibles" para los nitratos, metales pesados, fosfatos, etc. En Francia, a finales del siglo XIX, solo existían seis criterios para definir la potabilidad del agua. Actualmente hay sesenta y tres parámetros que controlan la calidad del agua europea.

En la actualidad, el riesgo de contaminación del agua constituye uno de los principales problemas en el campo de la salud alimentaria. Hay gran preocupación por los nitratos y pesticidas que contiene, así como por los organismos modificados genéticamente.

LOS NITRATOS

¿Qué son?

Los nitratos son indispensables en la vida de los vegetales, pero pueden ser tóxicos para el hombre. La mayor parte de las aguas naturales contienen nitratos (compuestos de nitrógeno y oxígeno) en pequeñas dosis de unos miligramos por litro. Las subterráneas y superficiales suelen tener una gran concentración de nitratos. Estas cantidades tan elevadas están relacionadas con el uso excesivo de abonos en la agricultura, la aplicación, entre otras cosas, de excrementos animales y el mal funcionamiento de algunos sistemas de depuración de aguas residuales.

La normativa

Si la concentración supera los 100 mg por litro, existe un riesgo potencial para la salud: el agua se declara no apta para el consumo humano y no debe utilizarse para beber o preparar alimentos.

Efectos sobre la salud

Los nitratos en sí mismos son poco tóxicos. Sus efectos sobre la salud están vinculados a su transformación en nitritos (a veces en nitrosaminas que pueden ser responsables de algunas formas de cáncer) durante la digestión. Los nitritos son especialmente tóxicos para los lactantes porque pueden establecerse en su hemoglobina e impedir que transporte oxígeno a las células (metahemoglobinemia).

Las alternativas

Dale prioridad al agua mineral sin nitratos.

LOS PESTICIDAS

Francia es el primer consumidor europeo de pesticidas (insecticidas, fungicidas, herbicidas, raticidas...). Estos compuestos químicos dotados de propiedades toxicológicas suelen ser utilizados por los agricultores para eliminar plantas (malas hierbas, hongos) y animales (roedores, insectos, etc.). Las aguas subterráneas y superficiales suelen contaminarse con pesticidas (piretroides, insecticidas organofosforados, organoclorados y fitosanitarios, especialmente de la familia de las triazinas) de forma puntual o difusa (por escorrentía superficial o infiltración subterránea).

En Francia, la concentración de pesticidas está muy por encima de las normas, sobre todo en las grandes llanuras.

Efectos sobre la salud

Los pesticidas pueden tener efectos agudos y crónicos. Pueden penetrar en el organismo por contacto cutáneo, por ingestión y por inhalación.

Síntomas principales: irritaciones cutáneas, reacciones alérgicas cutáneas u oculares, tos, vómitos, dolor de cabeza, problemas respiratorios, ataques a uno o varios órganos etc.

En Francia, los centros antiveneno y de toxicovigilancia tratan entre 5 mil y 10 mil casos anuales de intoxicación por pesticidas, entre los que se incluyen niños que han sido víctimas por ingestión accidental o por contacto cutáneo u ocular.

Las alternativas

Tras la Cumbre Grenelle de Medio Ambiente, el plan Ecofito 2018 (dirigido por el Ministerio francés de Agricultura, Alimentación, Pesca, Asuntos Rurales y Ordenación Territorial) acordó reducir en la mitad el uso de pesticidas a nivel nacional en un plazo de diez años, así como retirar gradualmente del mercado las moléculas más peligrosas.

LOS METALES PESADOS

Son contaminantes muy temibles que se encuentran en el agua, fundamentalmente a causa de la industria. Entre ellos están el mercurio, el cadmio, el plomo y el aluminio.

Plomo (Pb)

¿Qué es?

Se trata de un elemento químico del grupo de los cristalógenos. Es un metal de color gris azulado.

La normativa

Actualmente, la cantidad máxima de plomo permitida en el agua de consumo humano en Francia es de cincuenta microgramos por litro. Tras el establecimiento de la normativa del uso de plomo en la pintura, también se ha hecho lo propio con el agua. Un decreto del 11 de enero de 2007 establece para 2013 un límite de diez microgramos por litro. Este valor se aplica al agua de grifo que usan los consumidores. Para no superar estos valores límite, por lo general habrá que reemplazar las canalizaciones de plomo o utilizar otros medios.

Los estados miembro deben tomar las medidas necesarias para garantizar que la calidad del agua destinada al consumo respete la ley n° 98/83CE (noviembre de 1998) del Consejo de la Unión Europea.

Efectos sobre la salud

La absorción de plomo puede provocar graves problemas neurológicos y ocasionar en los niños pequeños importantes retrasos en su desarrollo psicomotor.

En 1980, el plomo fue clasificado como sustancia potencialmente cancerígena por el Centro Internacional de Investigación del Cáncer, y en 2004 fue catalogado como sustancia probablemente cancerígena para el ser humano.

La alternativa

Analiza en un laboratorio especializado el agua que consumes (puedes pedir asesoría en tu ayuntamiento) y verifica si las canalizaciones de tu vivienda son de plomo. Si es así, cámbialas. Mientras tanto, compra un filtro: este procedimiento debería reducir la cantidad de plomo a dos microgramos por litro durante unos meses.

Otra opción es intentar, en la medida de lo posible, beber agua mineral o de manantial, incluso para preparar té o café y, en algunos casos, para cocer las verduras, la pasta y el arroz.

Los contaminantes a base de plomo que se encuentran en el agua potable proceden principalmente de las canalizaciones y de los empalmes, grifos y soldaduras.

La prohibición del uso de plomo en las canalizaciones llegó en 1995. A partir de entonces se reemplazaron de forma gradual las canalizaciones de este metal de la red pública de distribución.

CADMIO (CD)

¿Qué es?

El cadmio es un elemento químico. Se trata de un metal blanco que se empaña cuando entra en contacto con el aire.

Más de la mitad se libera en los ríos durante el proceso de desgaste de las rocas, y en el aire cuando hay incendios forestales o erupciones volcánicas. El resto procede de las actividades del hombre. Los abonos fosforados constituyen otra fuente importante de emisión de cadmio. Así pues, se encuentra en el suelo y en las aguas superficiales.

Tampoco hay que olvidar el hierro galvanizado, que contiene zinc y que, cuando es impuro, libera cadmio en el agua de beber.

Efectos sobre la salud

Síntomas principales: diarrea, dolores de cabeza, vértigo, irritación en la nariz y la garganta, debilidad general, dolores en las articulaciones, trastornos en el sistema nervioso central y el sistema inmunitario, esterilidad, etc.

La alternativa
Opta por los tarros de vidrio en lugar de las latas para la alimentación.

MERCURIO (Hg)

¿Qué es?
Es un metal líquido, plateado y brillante. Por regla general, llega al agua a través de las industrias químicas, metalúrgicas y papeleras.

Las aguas superficiales ácidas pueden contener mercurio. Una vez que este ha alcanzado las aguas superficiales, los microorganismos pueden transformarlo en metilmercurio, sustancia que puede ser absorbida por los peces. En Estados Unidos, los científicos han demostrado que una cuarta parte de los peces de agua dulce están contaminados por este metal. Y cuanto más grandes y viejos son los peces, más mercurio acumulan.

Efectos sobre la salud. Síntomas principales
Reacciones alérgicas, perturbación del sistema nervioso, influencia negativa en la reproducción, etc.

La alternativa
Diversifica las clases de pescado que consumes.

MANGANESO (Mn)

¿Qué es?
Es un metal blanco grisáceo, brillante, duro y frágil. Se parece al hierro.

Efectos sobre la salud
Según un estudio dirigido por investigadores canadienses (los resultados fueron publicados en 2010 en la revista científica

84

Environmental Health Perspectives), una concentración elevada de manganeso en el agua podría reducir el rendimiento intelectual de los niños.

Normativa

En algunos países de Europa, la concentración máxima de manganeso permitida en el agua potable es de 0,05 mg. por litro.

Cuando el nivel de manganeso es excesivo, el agua adquiere un sabor a metal.

Precauciones

En el verano de 2003, a raíz de la ola de calor, el nivel de manganeso en algunos municipios aumentó notablemente. Pero al margen de este hecho, no suele haber razones para preocuparse.

ALUMINIO (AL)

¿Qué es?

Es un metal plateado.

¿Dónde se encuentra?

Se encuentra en el famoso papel de aluminio y en las bandejas para el horno. Asimismo, está presente en algunos aditivos (E520, E521, E522, E523...).

Efectos sobre la salud

El aluminio puede ocasionar daños en el sistema nervioso (existe peligro de desarrollar la enfermedad de Alzheimer). También es nocivo para los riñones y podría debilitar los huesos.

Precauciones

Evita el papel de aluminio y pon los alimentos en cajas de plástico o recipientes de vidrio.

RADÓN (RN)

¿Qué es?

Es un gas radioactivo de origen natural. Según la clasificación de contaminantes establecida por el Observatorio de Calidad del Aire Interior, es uno de los siete productos considerados "altamente contaminantes".

Efectos sobre la salud

Los efectos sanitarios vinculados con la ingestión de radón a través del agua se conocen menos que los relacionados con su inhalación a través del aire.

El radón está clasificado como sustancia cancerígena por el Centro Internacional de Investigación del Cáncer. No obstante, no existe ningún estudio epidemiológico que muestre una relación directa entre la ingestión de radón a través del agua y su efecto cancerígeno. Según el Instituto de Radioprotección y de Seguridad Nuclear, el riesgo asociado a la ingestión de agua que contiene radón es más bajo que el de su inhalación en locales mal ventilados.

La alternativa a los metales pesados

Bebe agua mineral o de manantial. El agua mineral se extrae y se analiza a diario desde la fuente hasta el embotellado. El objetivo de estos análisis bacteriológicos es comprobar las constantes cualitativas y cuantitativas de los gérmenes del agua y su conformidad ante la ley. La aprobación está supeditada a que el agua mineral sea bacteriológicamente pura, esto es, que no registre gérmenes en los indicadores de contaminación fecal y de parásitos, así como de microorganismos patógenos. De todas formas, el agua procedente de las capas profundas, incluso la más protegida, posee una cantidad de bacterias de escasa importancia numérica. El análisis microbiológico debe mostrar una cantidad baja y constante de gérmenes irrelevantes y una protección eficaz de la fuente contra contaminaciones y alteraciones.

También se controlan la higiene, el mantenimiento y las desinfecciones, así como las botellas vacías de vidrio y plástico, y los sistemas de tapado. Sin embargo, la vigilancia no finaliza en la fábrica. Se extraen productos periódicamente de las tiendas y se controlan por medio de laboratorios con el fin de comprobar que no haya modificaciones cualitativas en el agua en condiciones normales de almacenamiento.

Paralelamente a los análisis, existen controles físico-químicos cuya finalidad es examinar las constantes de mineralización y garantizar que las operaciones de embotellado, lavado de botellas de vidrio y fabricación de botellas de plástico conserven todas las propiedades del producto, además de velar por la compatibilidad entre el embotellado y el agua, así como el cumplimiento de la normativa.

Finalmente, se realizan controles mecanofísicos y físicos para comprobar si las botellas son resistentes y si el tapado es hermético, así como para supervisar el transporte y almacenamiento de las botellas.

Reglas de oro
—Guarda las botellas en un lugar limpio y seco, a una temperatura ambiente, sin exponerlas al sol y a la humedad, y lejos de cualquier fuente de olor o de productos agresivos.

—Nunca deposites las botellas cerca de radiadores o fuentes de calor.

—Una botella empezada debe beberse en las cuarenta y ocho horas posteriores.

Bibliografía

Clergeaud, Chantal y Lionel. *On... nous empoisonne*, Équilibres aujourd'hui.

Georget, Michel. *Vaccinations, les vérités indésirables*, Dangles.

Gouget, Corinne. *Additifs alimentaires, danger*, Chariot D'Or.

Instituto francés para la nutrición. *Additifs alimentaires: dossier scientifique n° 10*.

Instituto Nacional de Investigación y Seguridad. Fichas *toxicológicas*

Acetato de pentilo: *ficha toxicológica FT 175*

Naftalina: *ficha toxicológica FT 204*

Pentaclorofenol: *ficha toxicológica FT 11*

Percloroetileno: *ficha toxicológica FT 29*

Tricloretileno: *ficha toxicológica FT 22*

Disolventes orgánicos: *ficha toxicológica ED 4220*

Nugon-Baudon, L. *Maisons toxiques*, J'ai Lu.

Simon, Sylvie. *Ce qu'on nous cache sur les vaccins*, Delville Santé.

Wingert, H. *La maison polluée*, Terre Vivante.

Wittner L. *Dico-guide des étiquettes alimentaires*, Leduc's

Del mismo autor:

Le Guide du consommateur bio, Josette Lyon, 1998 y 2005.

Mémento Calories (co-autor), Marabout, 2000.

Les plantes médicinales du jardin d'Aphrodite (co-autor), Médicis, 2000.

Le Guide de votre habitat, du Dauphin, 2001.

Encyclopédie des plantes médicinales (participación en el Consejo científico), ediciones Larousse, 2001.

Bien nourrir les enfants et la génération soda (co-autor), Josette Lyon, 2001 (reed. Pocket, 2004).

Soigner son jardin naturel (co-autor), Médicis, 2003.

30 plantes pour se plaire et séduire, du Dauphin, 2003.

89

Votre beauté par les plantes, de Borée, 2006.

Quels sont les remèdes miracles contre les maux de l'hiver?, Delville, 2004.

Le boom des médecines naturelles, Delville, 2005.

Comment vaincre sa fatigue?, Delville.

Ces plantes qui révolutionnent la santé, Trajectoire, 2007.

La pomme, Privat, 2008.

Les trucs et astuces de ma grand-mère, de Borée, 2009.

Se soigner par les plantes au quotidien, de Borée, 2010.

Pharmacie écologique et pharmacie de voyage, Chariot d'Or, 2011.

Soigner ses petits maux par les plantes, de Borée, 2011.

Les plantes bénéfiques et dépolluantes pour notre santé et notre environnement, Dangles, 2011.

Índice

ÍNDICE

ÍNDICE

ÍNDICE